迈向"趋零"

地中海贫血综合防治新时代

MAIXIANG "QULING"

DIZHONGHAI PINXUE ZONGHE FANGZHI XINSHIDAI

——中国地中海贫血防治蓝皮书 2024

ZHONGGUO DIZHONGHAI PINXUE FANGZHI LANPISHU 2024

北京京妍公益基金会

北京大学儿童青少年卫生研究所　编

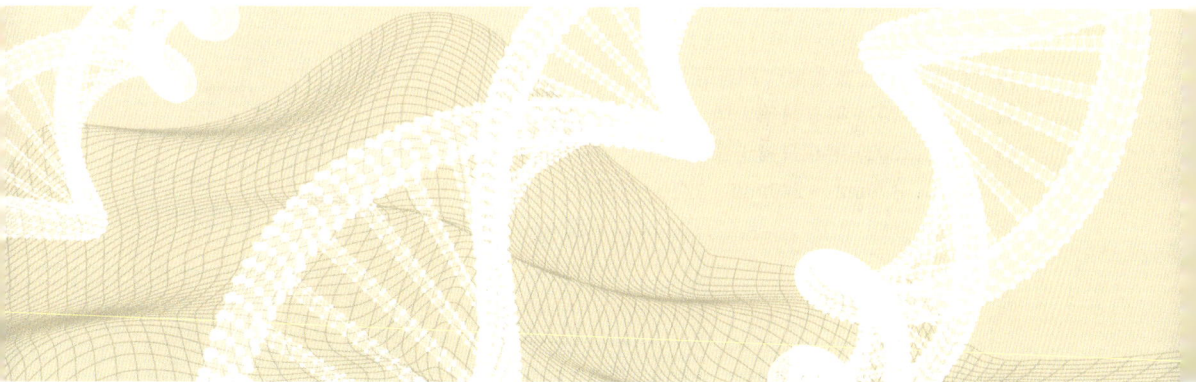

中国社会出版社

国家一级出版社·全国百佳图书出版单位

北京·BEIJING

图书在版编目（CIP）数据

迈向"趋零"地中海贫血综合防治新时代 ：中国地中海贫血防治蓝皮书 ：2024 / 北京京妍公益基金会，北京大学儿童青少年卫生研究所编 . -- 北京 ： 中国社会出版社 ，2025．6． -- ISBN 978-7-5087-7198-4

Ⅰ．R556.6

中国国家版本馆 CIP 数据核字第 2025ST1490 号

迈向"趋零"地中海贫血综合防治新时代——
中国地中海贫血防治蓝皮书 2024

责任编辑：马 岩
责任校对：秦 健
装帧设计：时 捷
出版发行：中国社会出版社
　　　　　（北京市西城区二龙路甲 33 号　邮编 100032）
印刷装订：河北鑫兆源印刷有限公司
版　　次：2025 年 6 月第 1 版
印　　次：2025 年 6 月第 1 次印刷
开　　本：170mm×240mm　1/16
字　　数：180 千字
印　　张：12.5
定　　价：70.00 元

报告编委会及专家委员会

北京京妍公益基金会团队

宋　妍　北京京妍公益基金会创始人、理事长

叶　子　北京京妍公益基金会秘书长

王　姗　北京京妍公益基金会项目总监

北京大学儿童青少年卫生研究所团队

马　军　北京大学儿童青少年卫生研究所教授

宋　逸　北京大学儿童青少年卫生研究所所长、研究员

董彦会　北京大学儿童青少年卫生研究所副所长、研究员

郭桐君　北京大学儿童青少年卫生研究所博士后

宋治莹　北京大学儿童青少年卫生研究所博士后

梁景宏　北京大学儿童青少年卫生研究所博士后

袁　雯　北京大学儿童青少年卫生研究所博士后

陈　力　北京大学儿童青少年卫生研究所博士

刘婕妤　北京大学儿童青少年卫生研究所博士

张　奕　北京大学儿童青少年卫生研究所博士

宋欣俐　北京大学儿童青少年卫生研究所博士

王若琳　北京大学儿童青少年卫生研究所博士

蒋家诺　北京大学儿童青少年卫生研究所博士

秦　阳　北京大学儿童青少年卫生研究所硕士

张登城	北京大学儿童青少年卫生研究所硕士
董子奇	北京大学儿童青少年卫生研究所硕士
鲁震霆	北京大学儿童青少年卫生研究所硕士
黎晓蕾	北京大学儿童青少年卫生研究所研究助理
周雅然	北京师范大学附属实验中学国际部研究助理

医疗专家委员会（按拼音排序）

陈　怡	温州医科大学附属第一医院血液科副主任医师
董秀娟	海南省妇女儿童医学中心儿童血液肿瘤科主任、主任医师
方建培	中山大学孙逸仙纪念医院儿童医学中心学术带头人、中山大学二级教授
付　斌	中南大学湘雅医院血液科副主任医师
何岳林	南方春富（儿童）血液病研究院副院长、主任医师、教授
赖永榕	广西医科大学第一附属医院血液内科特殊专家、教授
李春富	南方春富（儿童）血液病研究院院长、主任医师、教授
刘容容	广西医科大学第一附属医院血液内科主任医师
刘四喜	深圳市儿童医院血液肿瘤科兼输血科主任、主任医师
王彩丽	贵阳市妇幼保健院儿童重症医学科副主任医师
王谷云	海南省人民医院血液内科主任医师
王三斌	中国人民解放军联勤保障部队第九二〇医院血液内科主任、教授
王晓东	上海交通大学医学院附属上海儿童医学中心副主任医师
杨晓阳	中南大学湘雅医学院附属海口医院血液科主任、研究生导师
姚红霞	上海交通大学医学院上海儿童医学中心海南医院血液肿瘤科带头人

尹晓林	中国人民解放军联勤保障部队第九二三医院血液科主任、主任医师
张新华	中国人民解放军联勤保障部队第九二三医院主任医师、教授
张正义	中国人民解放军联勤保障部队第九二八医院血液肿瘤科主任、主任医师
郑敏翠	湖南省儿童医院血液肿瘤科主任、主任医师

政策专家委员会

曹　彬	国家卫生健康委员会妇幼司原副巡视员
俞建拖	中国发展研究基金会副秘书长
陈博文	中国社区卫生协会会长、首都儿科研究所研究员
马　军	北京大学儿童青少年卫生研究所教授
宋　逸	北京大学儿童青少年卫生研究所所长、研究员
方　海	北京大学公共卫生学院教授
张　柳	北京师范大学中国公益研究院儿童研究中心主任、北京师范大学政府管理学院博士研究生
董彦会	北京大学儿童青少年卫生研究所副所长、研究员
裴正存	天津大学副教授
王政和	南方医科大学副教授
刘正琛	北京新阳光慈善基金会发起人、理事长、秘书长
田　园	原北京师范大学中国公益研究院儿童福利研究中心研究人员

地中海贫血（简称"地贫"）是一种遗传性的溶血性贫血，因最早发现于地中海地区而得名，是一种地方性高发出生缺陷疾病。它是全球分布最广、累及人群最多的单基因遗传病之一，严重影响儿童健康和出生人口素质。中、重度的地贫会让病人产生贫血症状，营养不良、肝脾肿大，随年龄增长病情会越加严重，面容改变，还可能诱发多种并发症，最终可能导致心力衰竭乃至死亡。

地贫患者血红蛋白浓度应维持 95～105 克 / 升，低于此需进行输血治疗，提高血红蛋白浓度，反复输血则需祛铁，以防铁质沉积导致内脏纤维化。长期的输血、祛铁治疗不仅容易导致发热、过敏、溶血等不良反应，还给患儿家庭及社会带来沉重的负担。重型地贫儿童患者不仅承受着疾病的巨大痛苦，其漫长的治疗过程和巨额的医疗开支，更对家庭造成经济与情感上的双重压力，影响深远。如果不采取有效措施，这些家庭可能面临因病致贫、因病返贫的风险，进而影响社会稳定和谐与可持续发展目标的实现。因此，关注并解决儿童地贫患者的问题，是促进社会公平正义、维护全民健康福祉、实现中国现代化不可或缺的一环。

《迈向"趋零"地中海贫血综合防治新时代》分为三部分，包括总报告、调研篇、案例篇。总报告部分，旨在回顾新时期我国地贫防治工作历程，特别是 2020 年以来我国地贫防治工作快速发展；在政策层面，国家将地贫的综合防控及对患者的深入保障纳入了重要的议事日程，形成了更加系统化的防治框架；在技术层面，技术的进步也极大地提升了地贫筛查与治疗的便捷性和有效性，使更多患者能够及时获得精准医疗服务；在救助层面，社会各界积极参与地贫救助活动，为患者提供了多方面的支持，成为政府力量的重要补充。同时，总报告也分析了我国地贫防治工作面临的挑战，包括全国性的防控体系尚未完全建立，导致部分地区防控措施落实不到位；医疗资源分布不均且总量不足，影响了地贫患者的救治效果；高昂的治疗费用加重了患者家庭的经济负担，成为防控工作的主要障碍之一。总报告按照党的二十大和二十届三中全会的精神，展望未来，提出了以"趋零"地贫为目标的综合防治新战略，即通过科学手段减少地贫患儿的出生，特别要提升诊疗水平，力争实现重度地贫患儿的"零"出生；通过精准治疗，逐步减少现存地贫患儿的数量，直至接近清零的状态。这一目标不仅是医学领域的追求，更是对社会公平正义的呼唤。调研篇，通过地贫防控策略研究，强调需要关注中国地贫现状，分析了地贫对儿童生命健康的严重危害，强调需要加强中国地中海贫血筛诊治能力，分析国内外地中海贫血防控实践中值得借鉴的经验，并提出中国地中海贫血防控策略建议。案例篇精选代表性案例，为实践提供参考。

希望《迈向"趋零"地中海贫血综合防治新时代》报告不仅是对过去中国地贫防控成就的总结，更是对未来中国地贫防控行动的倡议。我们呼吁社会各界继续加大支持力度，共同推进地贫防控工作进入一个全新的阶段，为儿童的健康成长创造更加有利的条件，也为实现"健康中国"的宏伟蓝图贡献力量。

马军

北京大学儿童青少年卫生研究所

为地贫患儿点燃希望之光

至 2024 年，京妍公益基金会成立 9 年了。自成立以来，我们就将目光聚焦于儿童的生命与健康。当时，地中海贫血这一疾病还未得到广泛关注，即使有一些公益机构开设相关项目，但基本都是作为血液病的分支项目在做。京妍选择将地中海贫血救助作为核心项目来做，并希望可以把它做专、做深、做精。

扎根地贫救助多年，我们接触过很多地贫孩子，他们大多都生活在偏远的乡镇村寨，汽车无法直达，就依靠三轮车、拖拉机，甚至步行出行。一些患儿为了维持生命去医院输血，仅路途上就需要花费两三个小时。在他们确诊重型地贫之前，家人都没听说过这种病，更不要谈科学治疗和护理。而这种疾病，在一些基层医院，经常会被误诊为缺铁性贫血，很难得到有效、规范的治疗。

对于重型地贫孩子来说，即使被确诊了，也了解了如何治疗，"活下去"也是一件极其困难的事情。生存的条件对于他们来讲似乎总是非常苛刻，要么一辈子靠输血来维持生命，要么等待合适的配型进行造血干细胞移植。

输血是必需的，规范的输血祛铁治疗是进行造血干细胞移植的基础之一。从小频繁输血的他们，不仅身体被扎了无数个针孔，还可能会因为不良反应发高烧、起疹子，甚至没办法走路。年龄越大输血量越多，而大量输血会带来一个致命问题：身体里的铁元素过度累积，会慢慢侵袭心脏、肝脏等全身各个器官，久而久之会导致器官衰竭，甚至猝死。

由于经济困难、血液紧张等各种各样原因加成，大部分地贫孩子很难实现"规范治疗"这一目标，只有小部分幸运的孩子可以走到造血干细胞移植这一步，想要康复，他们需要闯过无数关卡：配型关、经济关、手术关、排异关、感染关……关关难过关关过，这是"活下去"的必经之路。而更多的地贫孩子是在病痛中挣扎，在贫困中徘徊，甚至无声无息、恋恋不舍地早逝。

地中海贫血这种疾病，不仅严重影响患者的生活和生命质量，还为其家庭和社会带来沉重的经济负担，严重影响地方经济发展和人口质量。

多年来，京妍公益基金会积极投入近 5000 万元的救助款，救助了超千名地贫孩子，帮助他们及时治疗、缓解痛苦、延续生命。但对于庞大的、仍在不断增加的地贫患者群体来说，京妍的投入仍然杯水车薪。我们需要更多人了解这些孩子的生存困境，需要更多社会力量和爱心人士加入进来，需要更强有力的救助和帮扶政策，帮帮这些孩子和家庭。

需要对地贫防控策略进行深入研究的另一个原因在于对"增量"的关注。地中海贫血这种疾病属于典型的遗传性疾病，可防可控。通过婚前、孕前及产前优生检查，实施产前诊断和医学干预等手段，完全可以实现重型地贫患儿的"零出生"。筑牢三级防控体系，完全有机会从根本上避免新的不幸发生。

2022 年，我们迈出新的步伐，正式提出"零地贫计划"，一方面，加大对已有重型地贫患儿的救治力度，减少存量；另一方面，与政府、医院、企业等多方积极开展合作，提高地贫筛查、基因诊断、产前诊断、医学干预等工作的覆盖率，推动国家三级防控政策在地贫高发地区落地，避免重型地贫患儿的出生。我们也一直在思考如何汇集更多的力量，推动地方政府深入落实地贫患者救助帮扶政策和地贫防控政策，如何更好地实现公益与生命的连接。

这两年，我们邀请学术机构和专家学者开展持续调研，不仅帮助京妍公益基金会不断完善救助体系，更好地为地贫孩子服务，同时，让政府和公众充分、全面地了解中国地贫患者的生存现状，引发各地政府部门、社会各界组织及公众共同来关注其困境，并通过系统性的防控策略和政策改善现状，这正是这份报告得以出版的动力。

我们在回访中见过很多孩子久病痊愈后露出了灿烂的笑脸，目睹父母梦想成真后流下了欣喜的眼泪，他们的生活开始重新焕发生机与活力。每次看见这样的画面，便觉得所有的努力都不曾被辜负。对于京妍人来说，"愿每个孩子、每个家庭拥有笑容、健康和希望"的愿景，值得我们做一切努力，值得我们奋不顾身。

期望这份报告对大家深入了解地贫患儿现状具有参考价值，期望有更多的爱与力量加入关爱地贫患儿的队伍，也期望这份报告可以引起各地政府部门的重视，在推动地方落实地贫防控政策方面发挥应有的作用与贡献。

京妍

目 录

Contents

案例篇

附　录

总报告

迈向"趋零"地中海贫血综合防治新时代

党的十八大以来，我国在地中海贫血（以下简称"地贫"）的防治工作中取得了令人瞩目的成就。这不仅得益于政府的重视和持续投入，更离不开广大医疗卫生工作者的不懈努力和社会各界的广泛参与。本总报告旨在全面回顾这一时期我国地贫防治工作的历程，并按照党的二十大报告和二十届三中全会的精神，展望未来，提出以"趋零"地贫为目标的综合防治新战略。

从 2020 年起，我国地贫防治工作进入了加速发展阶段。政策层面，国家将地贫的综合防控及对患者的深入保障纳入了重要的议事日程，形成了更加系统化的防治框架。技术的进步也极大地提升了地贫筛查与治疗的便捷性和有效性，使更多患者能够及时获得精准的医疗服务。此外，社会各界积极参与地贫救助活动，为患者提供了多方面的支持，成为政府力量的重要补充。与此同时，我国地贫防治工作仍面临三大不容忽视的挑战。首先，全国性的防控体系尚未完全建立，导致部分地区防控措施落实不到位。其次，医疗资源分布不均且总量不足，影响了地贫患者的救治效果。最后，高昂的治疗费用加重了患者家庭的经济负担，成为防控工作的主要障碍之一。

党的二十大报告强调了以人民为中心的发展思想，要求不断满足人民日益增长的美好生活需要。党的二十届三中全会进一步明确，要深化医药卫生体制改革，健全公共卫生服务体系，加强重大疾病防控。面向未来，本总报告提出了"趋零"地贫综合防治的总目标，即通过科学手段减少地贫患者的出生，并且提升诊疗水平，力争实现重度地贫患者的"零"出生，并逐步减少现存地贫患者的数量，直至接近清零的状态。这一目标不仅是医学领域的追求，更是对社会公平正义的呼唤。总报告不仅是对过去成就的总结，更是对未来行动的倡议。我们呼吁社会各界继续加大支持力度，共同推进地贫防控工作进入一个全新的阶段，为儿童的健康成长创造更加有利的条件，也为实现"健康中国"的宏伟蓝图贡献力量。

一、开启"趋零"地贫对建设健康中国实现人口高质量发展意义重大

在社会主义现代化建设的宏伟蓝图中,人口高质量发展与"健康中国"战略占据核心位置,全民健康被赋予前所未有的战略意义,成为衡量国家发展质量和人民幸福指数的关键指标。地贫作为全球最常见的单基因遗传病之一,在我国南方地区携带率从1%~24%不等。由于该疾病会通过携带有地贫致病基因的父母遗传给后代,且重型地贫患者容易因疾病导致身体素质差、文化水平低,若不加以防控,将对人口质量构成严重威胁。作为严重影响人口健康、牵动万千家庭福祉的遗传性血液病,地贫防控工作不仅是医学领域的挑战,更是关乎民生福祉、检验健康中国建设成效的重要标尺。地贫不仅威胁着患者的生存质量与生命长度,其沉重的医疗负担和对家庭的连带影响,也深刻反映出在追求中国现代化进程中不可忽视的健康公平与社会福祉问题。2016年国务院印发并实施《"健康中国2030"规划纲要》,将健康上升到国家优先发展的战略地位。开启"趋零"地贫综合防治对促进我国人口健康具有重要意义。

(一)地贫在我国南方是影响人口素质的重大公共卫生问题

地贫是一种地方高发出生缺陷疾病,也是一种遗传性的溶血性贫血,因最早发现于地中海地区而得名。它是全球分布最广、累及人群最多的单基因遗传病之一,严重影响儿童健康和出生人口素质。中、重度的地贫会让病人产生贫血症状,营养不良、肝脾肿大,随年龄增长病情会越加严重,面容改变,还可能诱发多种并发症,最终可能导致心力衰竭乃至死亡。

长期的输血、祛铁治疗不仅容易引发不良反应,还会给患者家庭及社会带来沉重的负担。非输血依赖型地贫患者需输血治疗以维持血红蛋白浓度不低于70克/升,输血依赖型地贫患者需输血治疗以维持血红蛋白浓度

不低于 95 克 / 升；输血次数达到 10 次及以上后则需做祛铁治疗，以防铁质沉积导致内脏出现器官损伤。由于用血量大且长期需要，地贫高发地区血站的压力显著增加。输血和祛铁治疗还可能导致发热、过敏、溶血等不良反应，长期治疗也给患者及其家庭带来沉重的经济负担，不少患者因贫困无法接受规范化治疗，甚至未能活过 15 岁。

重型地贫患者的身体素质与文化水平均低于常人。在身体素质方面，地贫患者的平均预期寿命短，死亡率高；在文化素质方面，重型地贫患者由于健康状况原因，难以接受正常的持续教育，导致平均受教育年限较短，文化水平相对较低，从而影响其在劳动力市场上的竞争力。这使地贫成为我国南方人口出生缺陷的重大公共卫生问题之一。我国南方地区地贫基因携带者占人口总数的比例（简称"携带率"或"基因携带率"）从 1%～24% 不等，广西、广东、海南是地贫高发省份，携带率在 10% 以上。一个省份内不同地区携带率也不同，如江西与福建和广东接壤的定南县与寻乌县携带率高达 18.3% 与 17.7%。在部分地区的少数民族聚集地携带率要更高，如海南黎族的地贫携带率高达 61.4%；云南西南部地区和当地少数民族聚集地也是地贫高发地区之一。这些地区包括云南的德宏州、怒江州、迪庆州等，以及当地的傣族、拉祜族、彝族等少数民族群众聚焦地。

地贫是一项关乎人口素质、民众健康的重大公共健康议题。儿童重型地贫患者不仅承受着疾病的巨大痛苦，其漫长的治疗过程和巨额医疗开支，更对家庭造成经济与情感上的双重压力，影响深远。如果不采取有效措施，这些家庭可能面临因病致贫、因病返贫的风险，进而影响社会稳定和谐与可持续发展目标的实现。因此，关注并解决儿童地贫患者的问题，是促进社会公平正义、维护全民健康福祉、实现中国现代化不可或缺的一环。

（二）地贫防控是检视健康体系建设成效和民生福祉的重要指标

地贫防控是检视国家社会发展、民生改善与健康体系建设成效的一项重要指标。党的十八大以来，党中央始终坚持以人民为中心的发展思想，作出了"全面推进健康中国建设"的重大部署。党的二十大进一步把保障人民健康置于优先发展的战略位置。在这一背景下，地贫作为一种影响国民健康、触动众多家庭幸福的遗传性血液疾病，其防控工作成为检验国家社会发展、民生改善及健康体系建设成效的一项重要指标。

实施有效的地贫防控策略，不仅考验着医疗卫生系统的响应与创新能力，而且直接关系到人民生活品质的提升、家庭经济负担的减轻以及社会经济的可持续发展。因此，地贫的防控不仅是对"健康中国"蓝图的一次实践检验，也是国家现代化进程和高质量发展目标下保障民生福祉、实现全民健康覆盖的重要组成部分。

地贫的防控是实现人口高质量发展、建设"健康中国"的重要一环。作为一种遗传性血源疾病，地贫的影响远超医学范畴，影响着我国的人口素质等方面。地贫的防控不仅是对这一疾病挑战的回应，更是我国在推进社会主义现代化进程中，实现人口高质量发展、构建全面健康社会的重要一环，需要政府、社会各界与每一个患者家庭的持续关注与共同努力。

二、政府引导，多方合力推进地贫预防与诊疗

经过多年的不懈努力与多方合作，我国的地贫防治工作已经迈入了一个全新的阶段——通过综合防控加强预防、通过科技进步强化治疗效果、通过深度保障减轻经济负担，共同推进地贫防控进入"趋零"时代。一方面，在国家层面，地贫防控已从试点地区开始走向全面协作，实现了从预防、筛查、诊治等走向全流程管理的转变，为地贫"趋零"奠定了必要的政策基础；另一方面，医学技术的进步极大地促进了地贫筛查和治疗的发展，为地贫"趋零"提供了技术上的可能性。此外，社会公益慈善力量作为重要补充，主要聚焦于地贫患者的医疗费用救助，尤其是在移植手术方面的医疗救助。地贫防控工作的进展不仅体现了国家对公共卫生事业的高度重视，也为实现"趋零"地贫的新目标奠定了坚实基础。

（一）政策发力强化综合性防控、全国性协作与深入式保障

20 世纪 80 年代以来，我国的地贫防控工作经历了从初步探索到系统发展的历程。从大规模基因缺陷调查到医院前瞻性防控模式的研究，再到地贫防控项目的逐步推广和完善，各级政府、医疗机构和社会各界共同努力，形成了较为完善的防控体系。近年来，国家层面持续深化地贫防控项目的实施，并不断扩大覆盖范围。

◇ 探索阶段（20 世纪 80 年代至 21 世纪初）：自 20 世纪 80 年代起，我国的地贫防控体系经历了自下而上的探索过程。20 世纪 80 年代，我国 20 个省份完成了约 90 万人的大规模流行病学调查和研究；1993 年，国内学者开始基于医院开展地贫前瞻性防控模式的研究；1998 年，广东省珠海市率先开展了地贫防控试点项目；2005 年，广西壮族自治区南宁市在农村贫困地区启动了地贫预防试点；2009 年，地贫防控被国务院正式纳入政策文件。

◇ 发展阶段（2009 年至 2020 年）：自 2009 年起，我国地贫防控政策体系进入了自上而下的发展阶段。在广西地贫防控经验受到关注的第三年，国务院连续印发了国家卫生健康"十二五"和"十三五"规划，首次将地贫的防控议题扩展到了全国范围。此后，地贫高发的九省一市根据本地区实际情况出台了相应政策，将中央的精神本地化。2010 年至 2020 年，国家地贫政策的主要焦点是在地贫高发地区实施和深入地贫项目，逐步将项目从试点地区扩展到所有地贫高发地区。2012 年，国家卫生计生委启动了地贫防控项目，免费为育龄夫妇提供地贫筛查、基因检测和产前诊断服务。2014 年，该项目实施范围进一步扩大至 10 个省份的 71 个县（市、区），实现地贫高发省份全覆盖。2016 年，国务院要求做好出生缺陷综合防治工作，指定国家卫计委和财政部为负责单位，并在南方 10 个高发省份深入开展地中海贫血防控项目。2018 年，全国出生缺陷综合防治方案提出要广泛开展一级预防，大力普及防治知识。2019 年，"健康中国"行动计划提出要在地贫高发省份深入开展地贫防控项目。

◇ 强化阶段（2020 年至今）：2020 年以来，国家地贫防控政策进一步

强化了婚育"一站式"防控、对现有患者的全面保障以及健康管理全流程服务模式。在预防层面，政策着重于推行婚育"一站式"服务（《中国儿童发展纲要（2021—2030年）》），加强遗传咨询和遗传病诊治专业人才的培养（《健康儿童行动计划（2021—2025年）》），并通过建立协作网和联盟来促进医疗资源的有效共享（《出生缺陷防治能力提升计划（2023—2027年）》）。在保障层面，政策将创新药物纳入国家医保目录，并将地贫（重型）正式纳入罕见病目录（2023年公布的《第二批罕见病目录》），旨在提高治疗药物的可及性并完善患者保障体系。在全流程服务方面，政策致力于推动建立一套涵盖预防、筛查、诊断、治疗到患者健康管理的全流程服务模式（2023年建立全国地中海贫血防控协作网），确保地贫患者能够获得全方位、高质量的医疗服务。

2020年后，国家卫生健康委员会采取了一系列重要措施以增强地贫防治能力，其中包括将治疗地贫的红细胞成熟剂纳入国家医保目录、将重型地贫列入罕见病管理范畴、建立全国协作网络等，旨在构建预防、筛查、诊断、治疗与患者健康管理为一体的全流程服务体系。这些举措表明，我国的地贫政策已经在综合性防控、全国性协作与深度保障等方面取得了显著进展。

1. 建立全国协作网，发挥优质医疗资源辐射带动作用

2023年11月，国家卫生健康委员会办公厅印发《国家卫生健康委办公厅关于建立全国地中海贫血防控协作网的通知》，在10个省份遴选101家医疗机构组建全国协作网。全国地中海贫血防控协作网设立了2个国家级牵头单位和10个省级牵头单位，通过国家级牵头单位和全国信息管理依托单位的设立，进一步发挥优质医疗资源的辐射带动作用，促进资源共享，提高防治能力。全国地贫协作网的启动，是深入推进地贫防治工作的具体行动，旨在通过集中诊疗和双向转诊机制，提升我国地贫的综合诊疗能力。

2. 重型地贫被纳入罕见病目录

作为实际意义上的罕见病，地贫面临着治疗选择有限和患者经济负担沉重等问题。2023年，国家卫生健康委员会联合其他5个部门发布了《关于公布第二批罕见病目录的通知》（国卫医政发〔2023〕26 号），正式将重型地贫纳入罕见病目录。此举不仅有助于提升地贫的诊疗能力、促进相关药物的可及性，还能完善患者的保障体系，从而减轻患者及其家庭所承受的经济压力。

3. 多种祛铁药物及创新性药物被纳入医保目录

常用祛铁药物已被纳入医保目录，如地拉罗司、去铁胺和去铁酮是最常用的祛铁药物，根据本次项目的调研数据，这三类药物分别占使用比例的 52.2%、25.85% 和 18.65%，合计占比达到 96.7%。此外，首个针对 β 地贫无效造血的创新性药物注射用罗特西普于 2022 年被纳入国家医保目录。该药物能够促进晚期红细胞的成熟，修复患者的自身造血功能，从而改善无效造血现象，减少患者对输血及祛铁治疗的依赖，降低反复输血引起的潜在风险，提高患者生活质量。

4. 祛铁药物纳入医保目录有效提高了实际报销比例

2015 年和 2020 年北京师范大学中国公益研究院发布的《中国地中海贫血蓝皮书》数据显示，地贫患者的祛铁药物报销比例从 2015 年的 40.6% 提高到了 2020 年的 65.53%，本项目收集的数据显示，患者的输血祛铁费用实际报销比例为 58.1%。虽然调查条件有限，3 组数据不是采用严格的间断时间序列呈现，但这些数据变化也能从一定程度上反映医保政策对提高地贫患者报销比例的正向作用。

（二）技术发展提升地贫筛查与治疗便捷性和有效性

技术进步极大地提升了地贫筛查与治疗的便捷性和有效性，为实现"趋零"地贫的目标提供了坚实的技术基础。结合党的二十大报告和二十届三中全会精神，我国将继续深化医药卫生体制改革，健全公共卫生服务体系，加强重大疾病防控，进一步推动地贫防控工作的创新发展。

1. 基因检测技术与地贫基因无创产前诊断的发展提高了地贫检测效率

基因检测与无创产前诊断技术的进步不仅提高了地贫早期筛查的有效性，还提高了其便捷性，在技术层面使重型地贫患者零出生成为可能。以华大基因 2022 年推出的地贫基因检测试剂盒为例，该试剂盒基于高通量测序技术，能够一次性检测 α 和 β 地贫的缺失型和非缺失型变异，提高了地贫基因检测的效率和准确率。此外，地贫基因无创产前诊断技术也在不断发展。2023 年世界地中海贫血日之际，重庆市妇幼保健院推出了孕早期的地贫基因无创产前诊断服务，只需在孕 7 周时抽取夫妇的外周血，7 ~ 10 天内即可获得检测结果，为早期诊断提供了快速、准确的方法。海南省也在积极研发通过非侵入性手段进行地贫筛查的技术，以提高产前预防的便捷性和接受度。

2. 新的造血干细胞移植方法使安全性进一步提高并节约患者时间和花费

我国地贫造血干细胞移植技术已经非常成熟，现阶段实行的同胞供者移植治疗地贫的成功比例已经与国际水平持平，而在非亲缘供者移植治愈方面，甚至已经达到或超过了国际水平。例如，南方医院针对重型地贫的全相合造血干细胞移植成功率高达 94.5%，半相合移植成功率达 90%。

互补性移植技术缓解了地贫患者造血干细胞供者不足的问题，并且通过两次移植提高了治疗成功率。2016 年，南方医科大学南方医院儿科推出了一种互补性移植技术，即将半相合供者造血干细胞与无关供者脐血序贯移植，让两种来源的干细胞互相补充保障植入，达到重新造血的治愈效果。这项技术提高了治疗成功率，4 年无病生存率高达 97%，是目前全球记录的最好成绩。

TCRαβ-T 细胞清除造血干细胞移植方法提高了移植手术的安全性，并节约了患者的治疗时间和整体花费。2020 年，国内 TCRαβ-T 细胞清除移植治疗地贫在广东省东莞市首获成功。该移植方法能够通过选择性剔除不利细胞，保留有益细胞，提升移植效果。与传统移植方法相比，TCRαβ-T 细胞清除移植具有更高的安全性，GVHD（移植物抗宿主病）和感染导致的死亡较少，特别适用于良性疾病（如地贫、再生障碍性贫血、免疫缺陷病等）。血小板恢复较快，一般在移植后 10 天左右，血象逐渐恢复正常，极大地减少了血小板输注量，缓解了血小板供应压力。由于 GVHD 和感染的减少，造血恢复快，患者平均入仓天数和在院天数都将适当减少，这意味着治疗的整体花费降低。

3. 基因编辑治疗在我国处于临床研究阶段，其应用可摆脱患者对配型的依赖

基因编辑技术领域的重大突破为地贫的治疗带来了新的希望。2023年11月，CRISPR/Cas9基因编辑疗法Exa-cel获得有条件批准上市，用于治疗12岁及以上无法获得人类白细胞抗原（HLA）匹配造血干细胞移植治疗的输血依赖型β地中海贫血症。在国内，此类技术也已进入临床研究阶段。2022年11月，国家药品监督管理局批准了RM-001细胞注射液的Ⅰ期临床研究，一些地贫患者参与了临床试验，并从中受益。CRISPR/Cas基因编辑技术通过修复致病基因，激活体内天然胎儿血红蛋白的合成，将经编辑的造血干细胞植入患者的造血系统，从而使红细胞恢复正常功能，减轻输血依赖型β地中海贫血患者的贫血症状。这一技术被称为"基因剪刀"，其最大优点在于不需要骨髓捐赠和异基因移植，并且一次治疗即有可能实现治愈，为大多数β地中海贫血患者，尤其是无法进行传统骨髓移植的患者提供了新的治疗选择。碱基编辑疗法作为一种"下一代基因编辑技术"，通过精准地、永久性地更改DNA中的单个碱基来校正单基因致病性突变，从而一次性彻底治愈疾病。相比传统的CRISPR技术，碱基编辑技术能够在保证DNA完整性的同时，实现更为精确和安全的单碱基校正。2024年1月8日，在广西医科大学第一附属医院开展的一项临床试验中，一名重型β地中海贫血患者实现了临床治愈。2024年4月2日，正序生物的"CS-101注射液"临床试验获得了国家药品监督管理局的批准。

尽管这类技术的应用时间不长，其长期有效性和安全性、是否存在一些未被发现的不良反应，还需要通过长期的随访观察去佐证和研究，但迄今为止，基因治疗表现出了优异的临床效果，其应用弥补了造血干细胞移植在临床治疗中的缺口，为不适合进行传统移植的地贫患者提供了希望。

（三）社会力量为地贫患者提供多元救助成为政府力量重要补充

1. 对地贫移植患者进行医疗费用救助是地贫慈善组织主要救助内容

通过整理互联网公开渠道项目信息，在我们检索到的进行地贫救助的 28 家组织中，有 22 家组织提供地贫移植手术费用救助，占比达到 78.57%。此外，还有 4 家组织提供输血祛铁医疗费用救助，5 家组织进行公众宣传。其他慈善组织则提供康复关怀与信息咨询、交通/住宿/营养救助、医生培训、义诊等方面的帮助。

对于造血干细胞移植的患者救助，通常以定点医院为中心开展工作。以湖南省儿童医院为例，该医院是湖南省最大的儿童造血干细胞移植中心，治疗重型地贫的总移植成功率达到 93%。近年来，该医院引入了多家公益基金会（如京妍公益基金会、中国出生缺陷干预救助基金会、湖南省湘雅医学与健康基金会等）共同进行地贫患者的救助。截至 2024 年，这些基金会已为 100 多个家庭提供了数百万元的医疗费用救助。

2. 四分之一的受调研患者曾获得过地贫慈善救助

《中国地中海贫血防治蓝皮书》调研篇中针对"患地中海贫血儿童及照护人员情况"调研数据显示，有 234 名受调研患者曾受到慈善组织的医疗救助，占整个受调研患者的 25.94%（调研人数总计 902 人）。本次调研中，接受慈善组织救助的患者平均获得救助资金 3.46 万元。其中京妍公益基金会、华大基因、各地方红十字会与红十字基金会救助的额度较大，在 2 万元以上。深圳崇上基金会以营养费用支持为主，因此救助额度较小。

3. 囊括信息咨询、心理、教育、营养等多维度的救助彰显社会力量的灵活性

许多机构对地贫患者提供了不同程度的综合救助，除对移植手术进行救助外，不少机构也对患者的输血祛铁治疗进行救助。针对地贫患者大量异地治疗的情况，一些机构提供往返交通、住宿方面的救助。此外，不少机构还提供信息咨询、心理支持、教育支持等服务，部分慈善组织在推动造血干细胞移植技术的发展、规范化治疗、政策倡导方面做出了不少努力。除了救助内容更加丰富，慈善医疗救助在救助对象上也对政府医疗救助进行了扩充。政府医疗救助通常针对绝对贫困人口，如低保群体等，而对地贫这种治疗时间长、花费高昂的疾病，除了低保户等原本经济贫困的群体，还有许多家庭因病返贫。慈善医疗救助对象不仅限于低保户，还包括其他经济困难群体。

部分机构以地贫公众教育与地贫筛查救助为主，与从事地贫医疗救助的机构所不同的是，这些机构的类型更加多样化，包括公益组织、社会团体与企业单位，其中企业单位以自身产品为依托，为地贫患者提供试剂盒、基因检测等服务。也有一些医疗企业进行地贫移植患者手术费用的救助，如华大基因对造血干细胞移植患者进行了医疗救助。

三、当前地贫防控制度机制存在不足 健康均衡发展挑战依然存在

尽管我国在地贫防治工作方面取得了一定的成绩，但面临的挑战和问题依然紧迫。这些问题主要体现在以下几个方面：全国性的地贫防控体系尚不健全，地贫防控项目的覆盖面有限；地贫知识的普及程度不够；地贫移植资源分布不均，导致大量患者需要异地治疗；现行医保体制对异地报销存在诸多限制；作为遗传性疾病，地贫在某些群体中高度集中，容易导致因病返贫的情况。

（一）全国性地贫防控体系亟待进一步健全和深化

当前我国地贫防控体制机制仍存在不足，为实现"趋零"地贫的新目标，亟须健全全国性的防控体系，普及地贫基因免费检测，优化医保统筹层级，降低异地就医成本。

1. 系统全面的地贫防控制度体系尚未在全国出台和展开

国家层面的地贫防控政策以提供宏观指导为主，如在卫生事业发展"十二五"规划（2012）、"十三五"卫生与健康规划（2016）、"十四五"国民健康规划中分别提出要加强地中海贫血防控，将其列为出生缺陷综合防治的重点，强化地贫的防治措施。然而，在具体实施层面，尽管2012年开始的地贫防控项目与2023年的全国地贫协作网是深入推进地贫防治工作的具体行动，但系统而全面的地贫防控政策与体系尚未在全国范围内出台和展开。2023年地贫协作网的建立有助于发挥优质医疗资源的辐射作用，提升地贫防控能力，但由于以医院为牵头单位，可能会削弱协作网的领导与统筹作用，导致协作效果不明显。

2. 免费地贫检测尚未在高发地区全面覆盖

目前，海南省等地已将地贫检测列为婚检必检项，但并非所有高发省份都将地贫列为婚检必检项。针对地贫的筛查，根据可收集到的权威信息，目前除了广东、广西在全省/区针对所有户籍人口实现地贫筛查全免费（包括地贫初筛、地贫基因检测、高风险孕妇产前诊断、终止妊娠），其他地区大多要么免费项目有限，要么仅针对部分地区或特定人群。在大部分地区，地贫基因检测需要数百元的费用。如果教育不到位，公众对地贫的发病规律和疾病危害缺乏足够认识，加之医院未对育龄夫妇进行足够的宣讲，大部分人都会选择不进行检测，从而影响了地贫的筛查与防控，如表1–1所示。

表1–1 地贫高发省份的地贫筛查免费项目及覆盖范围

省份	血常规的检查和血红蛋白电泳分析	α 或 β 的基因检测	高风险孕妇产前诊断	终止妊娠	覆盖范围
广东	√	√	√	√	全省
广西	√	√	√	√	全区
海南	√	√	√	√	全省
江西	√	√	—	—	全省（2024）
重庆	√	√	√	—	部分地区

续表

省份	血常规的检查和血红蛋白电泳分析	α 或 β 的基因检测	高风险孕妇产前诊断	终止妊娠	覆盖范围
四川	√	√	—	—	部分地区
贵州	√	√	√	—	部分地区或部分人群
云南	√	√	√		部分地区
福建	√	√	√		部分地区
湖南	√	√	—		部分地区或部分名额

资料来源：根据网络可收集的新闻报道和部分政策文件等信息的不完全统计。

3. 医保统筹层级低，异地就医成本高

统筹层次低导致区域差距大，异地就医成本高。长期以来，由于各地经济发展不平衡，在市县级统筹层次下，各地的缴费基数、起付线、封顶线、支付比例、保障待遇水平等存在较大的地方差异。不同的医保政策带来了不同的管理方法和结算系统，这不仅增加了管理和监督的成本，也扩大了区域差距，增加了异地就医的成本。目前仅有少数省市实现了省级统筹，且除了海南、重庆，其他实现省级统筹的地区都不是地贫高发地区。业界和学界对于推动基本医保省级统筹早有共识，推动基本医疗保险的统筹层次是完善我国医保制度的必然要求。但截至2023年底，全国仅有北京、天津、上海、海南、重庆、西藏、青海、宁夏等地实现了省级统筹管理。

（二）医疗资源分布不均和短缺问题仍待制度性破解

资源配置不均衡问题主要表现为医疗资源分布不均和短缺，特别是地贫移植资源的分布极不均衡，以及血源和祛铁药物的供应不足。这些问题严重影响了地贫患者的治疗效果和生活质量，阻碍了"趋零"地贫目标的实现，亟待进一步优化资源配置，提高地贫移植资源的可及性，加强血源保障，并确保祛铁药物的稳定供应。

1. 地贫移植手术大多在广东、广西两地进行

在广东、广西进行移植手术的地贫患者占整个完成地贫移植手术患者的 87.67%，说明地贫移植医院大量分布在这两个地区。中国地贫专委会造血干细胞移植数据统计，截至 2022 年 12 月，从已完成移植手术患者就诊医院所在地区分布来看，仅在广东、广西两个地区的医院进行地贫移植手术的患者就占 87.67%，如图 1-1 所示。其中，在广东进行地贫移植手术的患者最多，占 63.05%。

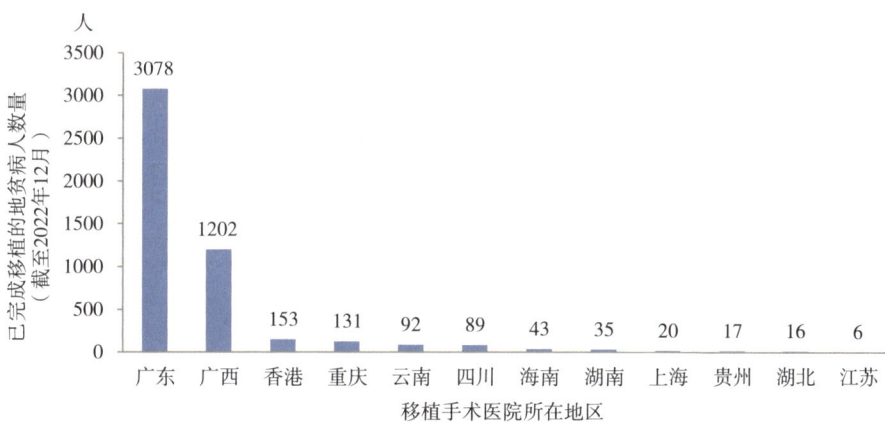

图 1-1 不同地区医院进行移植手术的地贫患者人数分布图

资料来源：中国地贫专委会造血干细胞移植数据统计。

2. 海南、云南、贵州等地地贫移植资源不足而移植需求大，供求矛盾尤其突出

理想情况下，地贫患者越集中的地区地贫资源也应越丰富，这样才能更好地满足患者的治疗需求。但从数据来看，地贫移植医疗资源分布仍然不均衡。在海南等地贫高发省份，地贫移植资源不足；而在一些地区，甚至没有地贫移植相关资源，这些地区患者的治疗难度增加。

从地贫高发省份的携带率与该地区进行地贫移植的患者数量的散点图来看，除广东、广西这两个地贫高发省份的地贫移植患者人数较多以外，其他地贫高发地区进行地贫移植的患者数量却不多，这侧面反映了这些地区存在地贫移植资源不足的问题。特别是福建、江西两地，地贫携带

率分别为 4.49% 和 3.8%，但根据提交完成地贫移植患者数量的医院信息来看，在这些地区的地贫移植数量较少，患者异地就医比例较高，如图 1-2 所示。

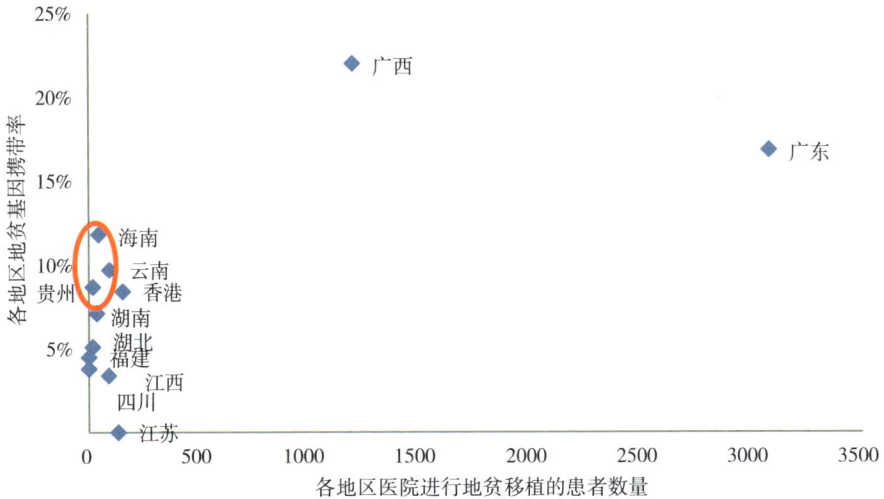

图 1-2　地贫高发省份的携带率与该地区进行地贫移植的患者数量散点图

资料来源：各省地贫携带率数据来源于网络收集，地贫移植患者数量的数据来源于中国地贫专委会造血干细胞移植数据统计。

3. 血源不足是阻碍患者规范输血的最大因素，祛铁药一定程度也供应不足

地贫患者用血量大，一个成年重型地贫患者一年的输血量相当于四五十人的单次献血量，这也加剧了我国医疗用血的紧张程度。根据京妍公益基金会在广东、广西和贵州部分地区的调查结果，地贫患者每年用血量占当地全年用血量的 10%~12%。地贫患者对输血的高需求仍将存在。2023年首款红细胞成熟剂注射用罗特西普在我国被纳入医保，该药可促进晚期红细胞成熟，修复患者自身造血功能，从而改善无效造血，从根本上减轻患者对输血及祛铁治疗的依赖。然而，地贫患者对输血的依赖不会短时间内得到根本性改变，对输血和血源的需求仍将长期存在，解决用血紧张的问题迫在眉睫。

对于输血祛铁治疗而言，血源和药物的可及性与治疗费用是患者能否规范治疗的两大主要因素。此次京妍公益基金会"患地中海贫血儿童及照护人员情况"调查显示，只有19.2%的地贫患者接受了规范输血。"没有充足血源"是患者不进行规范输血的主要原因，占比63.41%，"输血费用昂贵"是第二大原因，占比22.18%。调查显示，约62.2%的患者曾经中断用药，中断用药的原因中，"药物费用昂贵"是首要原因，占比43.25%；"缺乏充足的祛铁药物供应"是第二大原因，占比26%。

（三）异地就医报销比例偏低，家庭总负担依然沉重

地贫患者家庭普遍面临严重的经济负担，具体表现为异地就医报销比例低、照护负担重以及家庭负债沉重。这些问题严重影响了地贫患者及其家庭的生活质量，阻碍了"趋零"地贫目标的实现，应进一步优化医保报销政策，提高异地就医的报销比例，减轻家庭的经济负担，加强对地贫患者家庭的支持与援助。

1. 异地就医使实际报销比例仅在 50% 左右，比本地就医低 10 个百分点左右

本次京妍公益基金会"地贫儿童入院治疗情况"调查数据显示，地贫手术患者非异地就医的数量仅占5.26%，省内异地的占51.13%，省外异地的占43.61%。可见，将近一半的患者需要跨省份就医，省内异地的虽然占比超过一半，但目前全国只有 8 个地区（北京、天津、上海、海南、重庆、西藏、青海、宁夏）实现省级统筹管理的背景下，这部分人群也属于统筹外就医，异地就医必然给地贫患者带来更高的压力与负担。

非异地就医的实际报销比例为62.9%，而异地就医的报销比例则低 10 个百分点左右。具体来看，非异地就医的移植手术实际报销比例为62.9%，而在省内异地和省外异地分别降低到54.2%和49.7%。这意味着，在医保统筹范围内进行就医的实际报销比例最高，比省内异地高 8.7%，比省外异地高 13.2%。

省外异地的自费金额比省内异地高出 2 万多元，而省内异地的自费金

额又比非异地就医（统筹内就医）的高出将近 3 万元。根据京妍公益基金会开展的"地贫儿童入院治疗情况"调查中的统计数据，非异地就医的自费金额为 7.67 万元，而省内异地的自费金额为 10.57 万元，比非异地就医的高出 37.8%，省外异地的自费金额为 12.88 万元，比省内异地的高出 21.9%，比非异地就医的高出 67.9%。可见，异地就医的确给家庭带来了更大的经济负担，如图 1-3 所示。

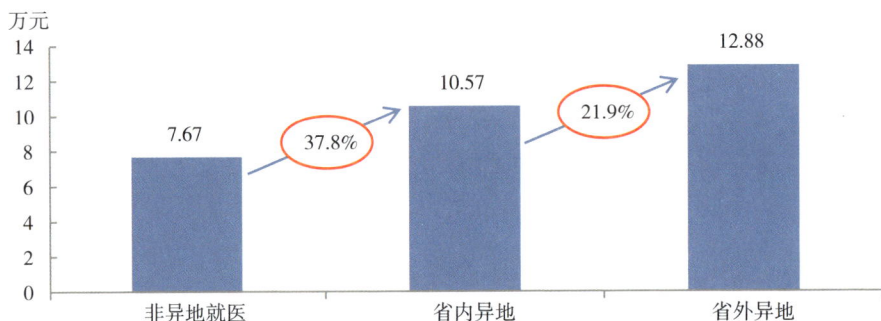

图 1-3　不同就医形式的自费金额

数据来源：本次京妍公益基金会开展的地贫儿童入院治疗情况调查。

2. 照护负担重，91.2% 的地贫患儿照护者在照护和家务与工作间感到压力

中度和重度地贫患者常面临过量铁质积聚、输血引起的不良反应、肝脏脾脏肿大、骨骼畸形等身体问题，这使得对地贫患者的照护负担比较重。本次京妍公益基金会开展的"患地中海贫血儿童及照护人员情况"调查显示，地中海贫血患儿的主要照护人员年龄集中在 30 ~ 44 岁，占 70.3%。作为社会的主要劳动力，照护地贫患儿对这些人员的精力牵扯势必影响家庭的收入。仅 9.2% 的地贫患儿照护者没有在照护病人与家务和工作之间感到有压力，56.2% 的照护者经常或总是感到有压力，73.4% 的照护者认为护理病人使自己时间紧张。82.3% 的地贫患儿照护者因孩子患病无法工作，这势必会影响家庭收入。

3. 地贫患儿家庭平均负债达 17 万元，多重经济压力叠加

根据本次调研中"患地中海贫血儿童及照护人员情况"调研表收集的

数据，地贫患儿家庭平均负债为 17.1 万元。这一高额负债的背后，是由多个因素叠加造成的经济压力。（1）输血祛铁治疗费用高昂，地贫患儿每月输血祛铁费用达 3000 元以上。根据本次调研中"患地中海贫血儿童及照护人员情况"调研表收集的数据，地贫患儿平均每月输血费用为 1621.8 元，平均每月祛铁费用为 1813.7 元，可见，地贫患儿平均每月的输血祛铁费用要将近 3500 元。此外，地贫患儿家庭还需支付每月均值为 1549.4 元的交通住宿费。（2）输血祛铁实际医保报销比例不高。根据本次调研情况，地贫患儿诊断至今输血祛铁的合计费用均值为 19.8 万元，医保报销平均数目为 11.5 万元；二者的中位数分别为 12 万元和 5 万元。按照均值计算，医保实际报销比例为 58.1%；按照中位数计算，实际报销比例为 41.7%。这意味着即使在医保报销的情况下，家庭仍需承担相当一部分的费用。（3）移植手术费用昂贵。移植治疗总平均费用为 34.5 万元，平均报销费用为 17.36 万元；二者的中位数分别为 33 万元和 16 万元。按照均值计算，移植费用的实际报销比例为 50.3%；按照中位数计算，该比例为 48.5%。即便如此，高额的自费部分仍然让许多家庭不堪重负。（4）劳动力与经济收入的损失。地贫患儿的主要照护人员年龄集中在 30～44 岁，作为社会的主要劳动力，照护地贫患儿对这些人员的精力牵扯势必影响家庭的收入。82.3% 的地贫患儿照护者因孩子患病无法工作，导致家庭收入减少，91.2% 的地贫患儿照护者在照护和家务与工作间感到有压力。

四、迈向"趋零"地贫综合防治新时代

地贫的防控不仅是一项关乎个体健康的医疗任务，更是一项涉及国家发展、社会稳定与民族未来的重要公共健康议题。《中国地中海贫血防治蓝皮书 2024》将见证我国在应对地中海贫血这一公共卫生挑战上迈出的坚实一步，不仅是对儿童健康权益的坚定守护，也是推动"健康中国"战略深入实施、促进社会和谐进步、支撑中国现代化高质量发展的重大创新。我们呼吁全社会快速采取行动，共同提升地贫防控的综合效

能，为儿童健康成长撑起保护伞，共创健康、繁荣的未来。

（一）总目标：重度地贫新生儿"零出生"与现存患者手术"趋零"

党的十八大以来，我国高度重视地贫的综合防治工作，并取得了显著成就。在地域上，防控工作从广西等地扩展到了全国 10 个地贫高发省份 71 个县市；在地贫筛查上，部分地区已将地贫基因检测纳入免费保障；治疗技术上，针对无效造血的创新药物有望降低地贫患者的用血量，但短期内会明显增加家庭支出，移植技术的发展提高了地贫根治的成功率，基因治疗的发展为无法进行传统移植手术的患者带来了希望；医疗救助上，慈善力量对地贫患者的救助减轻了他们的经济负担，推动了地贫患者存量"清零"。

面向"十五"期间和 2035 年中长期目标，我国正坚定迈向以"趋零"地贫为目标统领综合防治体系建设的新时代。随着地贫防控政策的不断完善、医疗技术水平的不断提高、医保政策的有效落地，以及社会力量作为医疗救助的重要补充，我们将加快构建以"趋零"地贫为目标的综合防治体系，确保所有民众享有高质量的健康服务，推动"健康中国"战略的实现。

（二）基本框架：以预防为关键举措，以诊疗为主要手段，以救助为重要补充

为实现"趋零"地贫的目标，必须坚持政府主导、多方参与的原则，以加强防控和强化诊疗为主要抓手，以深度救助为重要补充，构建集加强防控、强化诊疗、深度救助于一体的综合策略体系。在地贫筛查的有效性和经济性得到实践验证、地贫治疗技术持续进步、社会力量全面参与、慈善组织深度救助的基础上，通过前期预防实现重型地贫新生儿"零出生"、通过地贫诊治手段特别是移植手术的进步实现现有地贫患者的根治已成为现实可能性。

首先，地贫预防以宣传与软硬件建设为基础，广泛开展地贫基因免费筛查。通过社区、家庭、学校的地贫日常宣传，普及婚检、孕前及产前检查等知识，全年持续宣传"世界地贫日"主题活动。在婚育综合服务中心与产前诊断中心配备检测设备，培训地贫防控人员，特别是基层地贫防控人员，建立地贫基因数据库与地贫患者数据库，将地贫筛查纳入婚检必检项目，为新婚夫妇进行免费地贫初筛，为男女双方地贫基因携带者进行基因型别诊断，为同型地贫基因夫妇进行胎儿产前诊断，并为确诊重型地贫胎儿的孕妇实施终止妊娠医学干预。坚持"预防为主"的公共卫生工作方针，强化防控措施，从源头上减少重型地贫新生儿的出生。

其次，在强化诊疗方面，将地贫纳入省内门特范围，完善省内异地门特报销机制，并将地贫纳入跨省异地报销门特慢性病试点范围。对地贫创新药物给予政策倾斜并加快评审，设置医疗机构地贫患者"专血专用"机制，完善献血者优待措施，推进采供血业务信息化建设，并建设献血者临床用血费用医院直接减免系统。在地贫高发地区提高移植手术异地住院报销比例，建设地贫患者造血干细胞移植仓，培训地贫患者造血干细胞移植治疗人员，加强地贫临床科研基地建设，并将筛查出的地贫新生儿纳入地贫患者数据库，建立地贫患者信息档案，强化对地贫患者的医学指导。

最后，在深度救助方面，以医疗费用救助为核心，实施营养补助、食宿等其他经济救助，对接公益诊疗资源，普及规范治疗知识，提供信息支持、心理与教育支持。综合防治、全流程管理和社会力量全方位参与是实现地贫"趋零"的关键，地贫"趋零"需要教育部门、民政部门、卫生部门、财政部门、相关医疗企业和慈善组织等多部门和机构的协同合作，确保地贫筛查、基因检测与产前诊断的投入，加强地贫筛查的软硬件建设，加大对地贫的异地就医医疗保障力度，在条件适合的地区进行移植中心建设与人员培训，建立合适的献血机制，鼓励全社会献血，并在医院建设地贫患者数据库的基础上加强医疗救助。

（三）加强综合防控是实现重型地贫新生儿"零出生"的根本保证

近年来，我国部分地区通过实施一系列有效的防控措施，成功实现了重型地贫新生儿的"零出生"目标（出生率低于万分之 0.3），展现了我国在遗传性疾病防控方面的显著成效。广西壮族自治区、海南省和广东省梅州市的经验表明，婚育综合防控、重点人群宣传教育、免费地贫基因检测与产前诊断干预是减少重型地贫患者的关键因素。

◇ 广西壮族自治区通过实施地贫防控技术全程免费服务，将重型地贫新生儿出生率从 2010 年的万分之 2.26 降低到 2020 年的万分之 0.22，降幅达 90.26%。[①] 自 2010 年起，广西启动地贫防治计划，全面实施"三项免费技术服务"（为婚育人群提供免费地贫初筛、初筛阳性夫妇免费复筛、双阳夫妇免费基因诊断）和"五项免费技术服务"（增加高风险孕妇免费产前诊断、重症地贫胎儿免费医学干预），涵盖从婚育人群的地贫初筛到重症地贫胎儿的医学干预等环节。

◇ 海南省的重型地贫新生儿出生率从 2019 年的万分之 1.54 降低到 2022 年的万分之 0.5。2019 年起，海南省实施《海南省地中海贫血综合防治十条措施》，包括普及地贫防控知识、免费婚检及地贫筛查、多家医院新增造血干细胞移植中心。2020—2022 年，海南省为 27.69 万对夫妇提供了免费的地贫初筛和后续诊断服务，重型地贫新生儿出生率从 2019 年的万分之 1.54 降至 2022 年的万分之 0.5，降幅达 67.53%。2023 年，海南省提出重型地贫新生儿出生率小于万分之 0.3 的"零出生"目标。

◇ 广东省梅州市通过将地贫基因检测纳入免费检测等一系列措施，于 2022 年实现了地贫新生儿零出生的目标。2009 年，梅州开展出生缺陷干预工作，建立婚检、产检、新生儿疾病筛查三道防线。2014 年，梅州实施地贫阳性患者夫妻双方地贫基因免费检测，并开展宣传、培训等工

[①] 梁莹.我区卫生健康事业发展实现新跨越以全民健康托举全面小康［N］.广西日报，2021-06-24（4）.

作。2012—2021 年，重型地贫新生儿出生人数从 29 例下降到 2 例，发生率从万分之 4 下降到万分之 0.4。2021 年，梅州实施重型地贫患者清零计划，联合基因公司、慈善组织、医院等社会各界力量，通过资助患者进行造血干细胞移植手术实现重型地贫患者清零。2022 年，梅州市未有重型地贫新生儿出生。

孕期基因筛查的成本效益优于移植手术，显示了前期防控的经济优势。虽然造血干细胞移植能根治地中海贫血，但孕期地贫基因筛查的成本效益比更高，如湖南省郴州市、云南省、海南省的地贫基因筛查成本效益比为 1：5 以上，高于移植手术的成本效益比 1：3.4，这体现了早期筛查和干预的重要性。

进行以免费基因筛查为中心的综合防控服务，加强软硬件能力建设。防控措施需综合、全流程、各部门配合。具体包括普及防控知识，强化婚检孕检意识；为新婚夫妇提供免费血常规初筛服务；为初筛阳性的夫妇提供免费基因检测；为携带同型地贫基因的夫妇提供免费产前诊断服务。建立不同医疗机构间的协作机制和转诊流程，配备必要的检测设备，加强地贫防控人员的技术培训，开发地贫防治管理模块，统计地贫筛查人口信息，建立地贫基因数据库。

国际上的筛查模式分为基于社区的大规模筛查和基于医院的群体预防模式，如表 1-2 所示。如广东省可实施基于社区的大规模群体筛查，在经济欠发达地区则优先实施基于医院的群体预防模式，以医院为中心开展携带者筛查，逐步将免费基因筛查扩大至全省。

表 1-2　不同类型的地贫筛查模式以及优缺点比较

模式	具体操作	优势	劣势
基于社区人群的大规模群体筛查（针对某一高发地区的全体居民、婚前人群或学校学生等）	人群筛查→检出携带者→对高危人群进行遗传咨询→对高危孕妇进行产前诊断	此种模式下人群筛查的覆盖范围广泛，能最大限度提高携带者检出率，所需求的实验室检测项目数最少，患者对生育的选择范围较大	由于筛查人群基数大，对医疗资源、实验室及专业技术人员的需求相对较高。此种模式以塞浦路斯、意大利等国家为代表

模式	具体操作	优势	劣势
基于医院的群体预防模式	主要是以医院为中心进行携带者筛查（孕前／产前），其目标人群为来院例行产检的孕妇或孕前人群	此种预防模式可操作性强，更具有针对性和实效性，既经济又易推广实施	是以在有条件的医院范围内杜绝重症地贫儿出生为目标实施干预，其服务的人群对象较为有限。这种模式以中国香港、泰国、印度、埃及等国家和地区为代表

在地贫防控硬件设备与试剂筛查上争取企业力量的加入。积极争取医学企业和爱心人士的加入，利用东西部协作机会，搭建贫困地贫高发地区与发达地区社会爱心人士之间的桥梁，通过捐赠地贫检测仪器等方式为建设"无贫"社会贡献力量。

（四）提高诊疗能力是实现"趋零"地贫的重点举措

提高诊疗能力是实现地贫"趋零"目标的关键。通过优化医疗服务流程、提高医保报销比例和支持患者家庭获取必要信息，可以显著提升地贫患者的治疗效果，减轻家庭经济负担。结合本次京妍公益基金会开展的调研结果，以下几个方面特别值得注意。

一是尽早进行移植手术以降低费用。本次京妍公益基金会调研广东一家医院数据显示，年龄越小的地贫患者进行移植手术的费用越低。12 岁至13 岁的患者手术费用平均达到 45.5 万元。尽早进行移植手术不仅能减轻患者的痛苦和家庭的经济负担，还能带来减轻血站输血压力的社会效益。然而，要尽早进行移植手术，需要从多方面进行准备。

二是保障患者输血祛铁等治疗以满足手术条件。进行移植手术需患者身体具备相应条件，地贫移植手术是根治地贫的治疗方式，但并不是所有患者都适合移植手术。患者的年龄和身体状况是首要考虑的因素。海南省红十字会设立地贫专项救助基金，但由于患者长期输血祛铁治疗不足，身体基础状态不佳，达不到移植条件，导致救助金未能充分发挥作用。为此，海南省出台了医疗机构地贫患者"专血专用"政策，显著提升了地贫患者的用血保障。2023年，通过"专血专用"通道申请和保障地贫患者用血2731人次，共有50位地贫患者成功移植造血干细胞。海南省医保局对地贫患者移植开展多层次救助，优化祛铁药物医保管理政策。要支持地贫患者进行移植手术，除经济救助之外，还需要前期在患者的输血祛铁治疗方面进行保障，否则，会导致移植救助资金"无用武之地"。

◇海南省出台政策设置医疗机构地贫患儿"专血专用"。海南省卫生健康委于2022年9月8日印发了《海南省地中海贫血患儿临床用血实施方案（试行）》，设置了医疗机构地贫患儿"专血专用"、分级优先保障机制。经过仅两年的实践，已将海南省地贫患儿用血保障提升到仅次于急救用血保障的层次，地贫患儿"专血专用"、分级优先保障措施的落实，对地贫患儿的规范治疗及保障患儿造血干细胞成功移植，效果显著，2023年通过"专血专用"通道保障了2731名地贫患儿用血6563U，共有50名地贫患儿成功移植，摆脱了输血依赖。

◇海南省还出台下发了《关于进一步优化地中海贫血综合防治措施的通知》，海南省医保局对地贫患儿移植开展多层次救助，除降低自付费用外，还继续优化祛铁药物医保管理政策。在多种措施发挥效果的前提下，强化医疗救助，省红十字会及中国出生缺陷干预救助基金会等爱心基金对地中海贫血患儿进行救助，减轻患者费用负担。[①]

三是提高医保内的报销比例以减轻经济负担。异地就医的医保内自费金额高是导致整体自费金额高的主要原因，本次京妍公益基金会调研中某家医院地贫移植患者信息数据显示，异地就医（包括省内异地与省外异地）的医保内自费金额比非异地的高出35.6%，而医保外自费金额的差距则较小，如图1-4所示。提高医保内的报销比例是减轻患者负担的最直接途径。例如，广西壮族自治区梧州市的医保政策规定，转诊到自治区外住院的报销比例降低10%，不符合异地就医备案条件的参保人员在自治区内、自治

---

① 海南省人民政府新闻办公室．海南举行地中海贫血综合防治新闻发布会［EB/OL］．（2024-01-03）［2023-12-27］. http://www.scio.gov.cn/xwfb/dfxwfb/gssfbh/hn_13846/202401/t20240103_826427_m.html.

区外住院的报销比例分别降低 15%、20%。将地贫作为单病种提高其异地报销比例，使其异地报销比例等同于本地就医的报销比例，可以显著降低患者的自付费用，推动地贫移植资源不足地区的患者尽早接受移植。

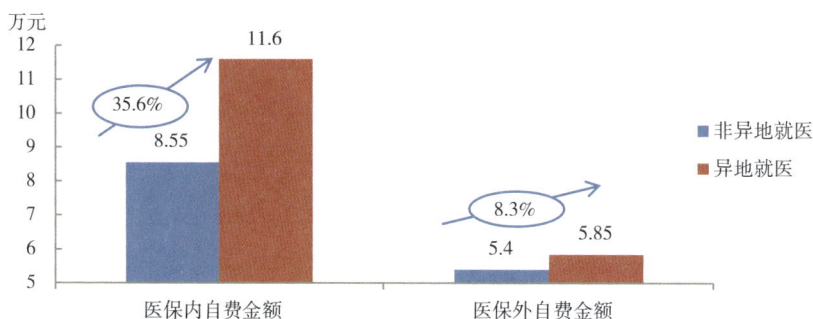

图 1-4 不同地方进行移植手术的患者医保自费金额与医保外自费金额

四是将地贫作为单病种提高异地住院报销比例。对地贫这样一个移植资源高度集中在两广地区（87% 地贫移植手术在广东和广西进行）的疾病，如果按照通用的异地就医报销政策，势必导致自付费用高，影响治疗。例如，急性白血病通过单病种定额收费和医保定额支付后，实际报销比例从 49% 提升到 81%。海南省将地贫患者救助纳入国家精准扶贫战略，提高报销比例，并将其纳入大病救助范围。贵州省也将地贫患者的跨省治疗报销比例从 10%~20% 提高到了 50%~60%。通过这种方式，可以减轻患者家庭的经济压力，提高治疗效果。

同样严重影响儿童健康的急性白血病，通过进行"特殊对待"，推行单病种定额收费和医保定额支付后，从 2017 年初到 2018 年 9 月，贫困白血病儿童实际报销比例由 49% 提升到 81%。[1] 2018 年国家卫生健康委等部门下发了《关于开展儿童白血病救治管理工作的通知》（国卫医发〔2018〕16 号），要求加大困难白血病儿童政策倾斜力度。鼓励各地对儿童白血病实行按病种付费，对贫困白血病儿童及家庭参保提供资助，对符

---

① 中华人民共和国国家卫生健康委员会. 国家卫生健康委员会 2018 年 10 月 16 日专题新闻发布会文字实录〔EB/OL〕.（2018-10-16）. https://www.nhc.gov.cn/wjw/xwdt/201810/38b80e9c8685458584ab6b69b00d51e6.shtml

合条件的儿童白血病等大病患者，实行降低起付线、提高报销比例和最高支付限额、适当提高医疗救助待遇等倾斜政策。

五是通过医务社工提供就医指导。按照我国目前的医保报销政策，定点医疗机构级别越高，报销比例越低。异地就医前需要进行医保备案，如果没有正确备案，则可能导致较低的医保报销甚至不能报销。地贫患儿父母以初中学历为主，主要通过非正式渠道获取相关知识。偏低的受教育程度影响他们对地贫救治信息的获取。医务社工制度的建立，将能够解决地贫患儿父母对转诊、医保政策信息了解、心理疏导等一系列需求。2021年，国家卫生健康委、国家中医药管理局联合发文要求建立健全医务社工制度，包括贫困患者慈善救助、协助医患沟通、心理社会评估与支持、社区健康服务与资源整合等。医务社工可以帮助患者家庭更好地理解医保政策，指导他们顺利完成就医过程。

（五）实施深度救助是构建和谐社会的必要一环

实施深度救助是实现重型地贫"趋零"目标不可或缺的一环，通过政府与社会力量协作，可有效减轻地贫患者家庭的经济负担，提高治疗成功率，最终实现重型地贫新生儿的"趋零"目标。根据本次京妍公益基金会调研的结果，本报告总结了以下几个方面。

一是患儿家庭在医保报销和家庭积蓄外的资金缺口达 13 万元，需要医疗救助的介入。本次京妍公益基金会调研结果显示，地贫患儿家庭普遍经济条件较差，80% 以上的家庭年收入在 6 万元以下，家庭平均积蓄不足 2 万元。即使在劳动力充足时，家庭每月收入也仅为 4300 元（均值），家庭固有积蓄均值为 1.97 万元，如图 1-5 所示。在医保报销、花掉全部积蓄后，患儿家庭还需资金 13 万~15 万元。根据"地贫儿童入院治疗情况调查"所收集的数据，地贫患儿的平均手术费用为 30.1 万元，医保报销平均数值为 15 万元，自付费用为 14.9 万元。即便如此，在有医保报销的前提下，地贫移植患儿还需资金 13 万~15 万元，这也与问卷调研表中所收集的家庭平均负债 17 万元不相上下。可见，移植手术对家庭造成的经济负担仍然是巨大的,针对移植地贫患儿的医疗救助显得尤为重要。

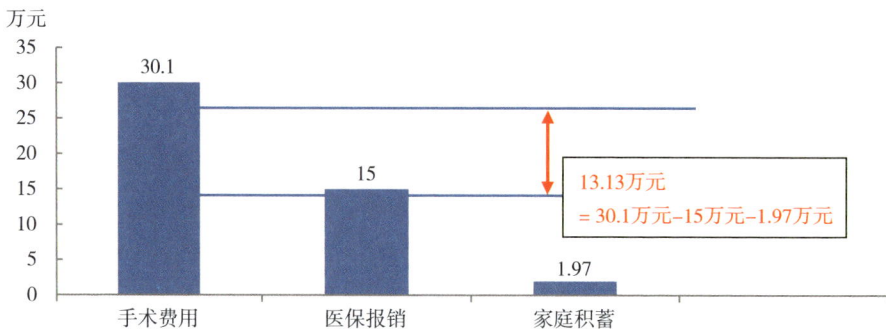

图 1-5　地贫移植患儿的平均手术费用、报销费用与家庭积蓄

二是部分地区的患儿家庭可能更容易因为地贫导致灾难性医疗支出,对医疗救助的需求更大。通常情况下,如果一个省份的报销比例高且人均可支配收入也高,那么该地区的患者有着更强的抵御灾难性医疗支出的能力。反之,大病支出会对这些地区的患者造成更大的经济负担。从本次京妍公益基金会调研某医院进行地贫移植手术的患者实际报销比例与患者所在地区的 2023 年人均可支配收入的数据分析结果来看,广东省属于政府高保障、个人高收入的地区,而其他地区则基本属于"双低"地区,尤其是云南、广西等地,对医疗救助的需求会更大,如图 1-6 所示。

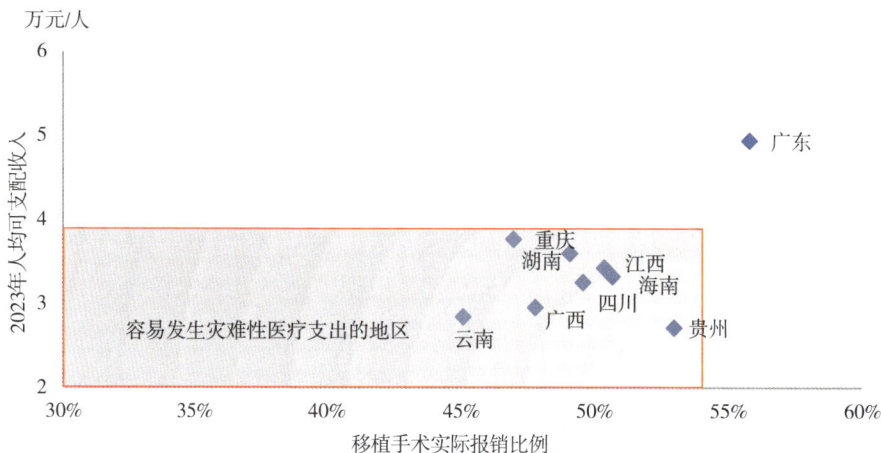

图 1-6　地贫高发省份的移植手术实际报销比例与该地区的 2023 年人均可支配收入散点图

三是强化政社合作，完善患者救助与保障体系，实现重型地贫新生儿"趋零"目标。慈善救助在地贫患儿救助领域发挥着重要作用。与政策内医疗救助局限于户籍内的患儿不同，大部分慈善组织的地贫患儿救助仅以年龄和家庭经济状况等为筛查标准，在地贫移植患儿多为异地就医的情况下，弥补了政策内医疗救助的空缺，为地贫患儿的救治、消除因病返贫的情况作出了重要贡献。此外，政府与社会力量合作才能实现地贫患儿救治的力量最大化。社会力量的救助内容更丰富，不仅包括医疗费用救助，还包括食宿费用、营养费用、交通补贴等；救助手段更专业，如医疗社工开展对患儿进行信息咨询、心理舒缓等救助。在地贫患儿救治领域，政府有必要与社会力量进行更紧密的合作、更融洽的配合，使地贫患儿的救治更加全面和系统。

综上，本总报告以迈向"趋零"地贫综合防治新时代为主题，总结了党的十八大以来我国在地贫防治工作中取得的成绩与经验，同时指出了面临的紧迫挑战。站在新的历史起点上，面对党的二十大提出的以人民为中心的发展思想，以及党的二十届三中全会关于深化医药卫生体制改革、健全公共卫生服务体系的要求，报告提出了地贫"趋零"的新阶段目标。在新的征程上，我们呼吁全社会凝心聚力、携手共进，共同推进地贫防治事业取得更大成绩，为实现"健康中国"的宏伟目标不懈奋斗。让我们秉持着坚定不移的信念与不懈努力的精神，开启地贫防治的新篇章。

调研篇

中国地中海贫血防控策略研究报告

本调研报告重点梳理了我国地中海贫血患儿的情况、发病机制及其危害、治疗进展、开支与报销情况，以及家庭与社会负担等。调研显示，地中海贫血患儿的父母学历普遍偏低，大部分为小学和初中学历，主要收入来源为打零工和务农。地中海贫血会导致营养不良、器官受损等一系列身体危害，同时给患者及其家属带来心理压力。地贫患儿在治疗过程中，80%的患儿未能规范输血，主要原因在于血源不足和经济压力大。在进行祛铁治疗时，60%的患儿曾中断用药，主要原因是费用昂贵和祛铁药物供应不足。地贫患儿需要长期治疗，治疗时间超过5年的占60%以上。患儿平均每月输血和祛铁费用超过3000元，累计费用接近20万元，实际报销比例为58%。移植治疗手术费用约为35万元，实际报销比例为48%。长期的输血祛铁治疗影响家庭劳动力，使疾病带来的经济压力进一步加重，家庭平均负债高达17万元，因病返贫现象普遍存在。长期输血治疗不仅加剧了我国医疗用血的紧张，也增加了社会的经济成本。

　　作为一种易防难治的疾病，婚检和孕检中的地贫基因筛查尤为重要。本次调研人群中，进行过婚检的占比仅为35.4%，进行过孕检的占比为65.6%，其中在婚检和孕检中进行过基因筛查的比例不足三成。地贫患儿父母在患儿患病前对地中海贫血知之甚少，95%以上的父母是在孩子患病后才了解该疾病，即使在孩子患病后，仍有20%的父母不清楚孩子的患病原因，说明地中海贫血的公众知晓度亟待提高。地中海贫血可通过婚检和孕期基因筛查进行预防，且前期预防的成本效益比高于移植手术，凸显了前期防控的重要性。

　　通过深入分析，本调查报告提炼出六大策略和十七项具体措施，涵盖提升综合防控方案与基层服务能力、提高公众教育与社会宣传、优化筛查与诊治体系、加强关注特殊患者群体、加强血液资源管理、完善患者救助与保障体系等方面。旨在构建一个集疾病筛查、精准诊治、社会支持与患者救助为一体的防控网络，减轻患者疾病及经济负担，建立地贫防控体系，为相关部门提供参考，以期开创"零地贫"综合防治的新时代。

第一章　地中海贫血防控策略研究：
目标与方法论

　　本调研报告的研究团队以重型 β 地中海贫血儿童患者为研究对象，针对患儿及家属家庭情况、患儿健康状况、地中海贫血的诊治情况及相关花费、家庭经济状况以及患儿和家属的心理健康状态等内容展开研究。同时，对国内外地中海贫血防控政策进行分析，最终形成了《中国地中海贫血防控策略研究报告》。

一、调研背景与意义

　　地中海贫血是一种遗传性疾病，因最早发现于地中海沿岸地区而得名。这种疾病主要源于珠蛋白基因的突变，导致血红蛋白合成异常，进而影响患者的血液功能。患者常常需要长期的治疗和管理，其中包括基因筛查、临床治疗以及定期的医学监测。在得到有效治疗的情况下，患者可以获得较长的寿命和较好的生活质量，但需要持续关注和治疗。

　　在我国，地中海贫血的发病数量较大，尤其在南方省份，其发病率相对较高。然而，医疗资源的分布不均导致了一系列问题。由于地中海贫血需要长期治疗和管理，患者家庭承担着巨大的治疗费用压力。在南方省份，这种情况尤为突出，患儿家庭的经济和心理压力也随之增加。不均衡的医疗资源分布可能导致一些家庭无法获得足够的医疗支持，进而影响患儿的治疗和生活质量。由此可见，地中海贫血在我国面临的挑战不仅是疾病本身，还包括来自医疗资源不均衡分配带来的社会问题。因此，有必要通过系统性的防控策略和政策来改善这一现状，为患者提供更全面和公平的医疗支持。2021年国务院发布了《中国儿童发展纲要（2021—2030年）》，将加强地中海贫血防治作为加强出生缺陷综合防治工作的重要内容。2023年国家卫生健康委印发了《出生缺陷防治能力提升计划（2023—2027年）》[①]并建立全国地中海贫血防控协作网，旨在建立畅通的地贫防控和临床诊疗协作机制，促进资源共享，提高防治能力。[②]

《中国地中海贫血防控策略研究报告》是由北京京妍公益基金会与北京大学儿童青少年卫生研究所联合发布的政策性报告。通过深入分析地中海贫血的现状和问题，结合医疗资源分布和社会需求，为政府决策和公共卫生管理提供科学依据和可行性建议，推动地中海贫血防控工作全面发展。

《中国地中海贫血防控策略研究报告》聚焦于国内重型地贫儿童，通过问卷调查、线下访谈和病案分析等研究方法进行数据收集。研究对象纳入了2457名18岁以下重型地贫儿童，用于探索我国地中海贫血的现状及危害情况。研究对象主要包括北京京妍公益基金会资助的进行造血干细胞移植的地贫患儿，以及全国各地参与问卷调查的地贫患儿及家长。报告共分为6章，旨在全面了解我国地中海贫血的现状、问题和挑战，提出系统性的防控策略政策建议，为相关决策提供科学依据和参考。

相较于以往的研究，《中国地中海贫血防控策略研究报告》以其较大的样本量而独树一帜。然而，值得注意的是，本研究的样本主要来源于接受过移植手术的患儿。因此，我们的分析结果更适用于评估这一特定群体的医疗负担。在将这些结论推广至更广泛的地中海贫血患者群体时，需要持谨慎态度，以确保研究结果的准确性和适用性。

---

① 中华人民共和国国家卫生健康委员会.国家卫生健康委办公厅关于印发出生缺陷防治能力提升计划（2023-2027年）的通知［EB/OL］.（2023-08-17）. https://www.nhc.gov.cn/wjw/c100376/202308/a74fb74e83b34bad9606d7f5e236bcda.shtml.

② 中华人民共和国国家卫生健康委员会.国家卫生健康委建立全国地中海贫血防控协作网［EB/OL］.（2023-11-29）. https://www.nhc.gov.cn/fys/c100077/202311/182eb91d35dc4c5bacaa1a55d5bacc05.shtml.

二、调研方法与数据来源

（一）调研方法

本研究采用多种研究方法，以确保数据的全面性和准确性。具体方法如下。

1. 问卷调查

本研究设计了一份详细的问卷，旨在收集地中海贫血患儿及其家庭全面的信息，包括但不限于基本信息、治疗情况、经济状况、生活质量以及心理负担等数据。这份问卷涵盖了一系列选择题和开放式问题，以确保我们既能够获得定量数据，也能够获取反映个案具体情况的定性信息。为了照顾不同家庭的需求和偏好，确保更广泛的覆盖和更全面的数据收集，我们将问卷以纸质和电子两种形式发放。这样的设计将有助于更全面地了解地中海贫血患儿及其家庭面临的挑战和需求，为未来的诊断和治疗提供更有针对性的方案。

2. 线下访谈

线下访谈作为一种定性研究方法，为我们提供了深入了解患儿家庭实际情况的机会。通过面对面的交流，我们能够获得更深层次的信息，包括患儿家庭对地中海贫血这一疾病的感受、对治疗的期望以及面临的社会和心理挑战。此外，我们还对血液科医生进行了线下访谈，以深入了解地中海贫血的诊断和治疗方面所面临的挑战和需求。在这些访谈中，医生们分享了他们在日常临床实践中遇到的各种问题，包括诊断困难、治疗选择的复杂性以及患者教育的重要性，这些访谈为了解地中海贫血管理的现状提供了宝贵的见解，并为未来改进诊断和治疗策略提供了有益的建议。我们对访谈内容录音，以便进行深入的内容分析。

3. 病案分析

为了获得更准确的医疗信息，我们对进行移植手术的重型地中海贫血患儿的医疗记录进行了详细分析。通过仔细回顾患儿的医疗记录，我们能够深入了解其病史、治疗方案、治疗反应、可能出现的并发症以及治疗花费情况等重要信息。这些详细的医疗信息对于评估治疗效果、制订个性化的治疗方案以及提出未来治疗建议至关重要。通过对重型地中海贫血患儿医疗记录的细致分析，我们能够更全面地了解治疗过程中的各种因素，为提供更有效的医疗护理和治疗方案提供有力支持。

（二）数据来源

本研究的数据来源主要基于以下几个方面。

1. 北京京妍公益基金会

北京京妍公益基金会在本研究中扮演了关键角色，该基金会专门资助进行造血干细胞移植的地中海贫血患儿。研究团队通过与基金会的合作，获取了 640 例移植手术中患儿的基本信息和治疗数据，这些数据包括患儿的人口统计学特征、病情严重程度、治疗方案以及治疗结果等。这些数据对分析地中海贫血患儿的治疗过程和效果至关重要。

2. 全国范围的问卷调查

研究团队开展了一项全国性问卷调查，旨在收集患地中海贫血儿童及照护人员情况及相关信息。这项调查涵盖了广泛的内容，共包含 63 个问题，涉及多个方面的信息。问卷的题目包括地贫患儿及家属的基本信息、地贫患儿父母的婚检孕检情况、患儿的健康状况、地中海贫血的诊治情况及相关花费、患儿家庭情况、家庭经济状况以及患儿和家属的心理健康状态等。这项调查的目标是收集第一手丰富的数据，以便深入了解地中海贫血儿童及其家庭面临的各种情况和问题。共有 905 名 18 周岁以下的重型地中海贫血儿童及其家庭参与了此次调查，覆盖了全国范围的样本。通过这项问卷调查，研究团队能够获取大量的定量和定性数据，从而更全面地了解地中海贫血患儿及其家庭的特点、需求和挑战。这些数据将为研究提供有力的支持，有助于制定更加有针对性和有效的干预措施，改善患儿的医疗服务和生活质量。

3. 医疗记录

在这项研究中，参与的医疗机构提供了地贫患儿的医疗记录，这些记录被用于进行病案分析。这些医疗记录包括在广东省多家医疗机构进行手术的患儿的诊断报告、治疗计划、药物使用、住院情况和随访信息等，共计912例。通过对这些医疗记录的详细分析，研究团队能够深入了解地贫患儿的临床治疗过程和健康状况的变化。这些记录提供了宝贵的实际数据，可以帮助研究团队了解地贫患儿在不同医疗机构接受治疗及花费情况。

4. 访谈记录

除问卷调查外，研究团队还进行了面对面的访谈，以收集地贫患儿家庭的定性反馈。《中国地中海贫血防控策略研究报告》课题组分别赴湖南、海南、广东等多个省份访谈并记录了地贫患儿家庭成员的个人感受、对医疗系统的期望、对患儿疾病的心理适应过程以及他们面临的社会和经济挑战，同时对当地医疗专家进行访谈。这些面对面的访谈为研究提供了宝贵的定性数据，有助于更全面地了解地贫患儿家庭的实际情况。通过访谈，研究团队能够深入了解患儿家庭的生活环境、经济状况、对医疗服务的满意度和不足之处、地贫患儿及其家庭的心理状态等方面的信息。这些数据将为研究提供更加全面的视角，有助于更好地分析地贫患儿家庭面临的挑战和需求。

5. 文献回顾

为了获得更广泛的研究背景信息，研究团队进行了广泛的文献回顾，通过查阅国内外的学术期刊、政府报告、非政府组织出版物以及其他相关文献，研究团队了解了地中海贫血的研究进展、流行病学数据、治疗方法以及社会经济影响等方面的信息。文献回顾为研究提供了坚实的理论基础和背景支持。通过对现有文献的综合分析，研究团队能够更好地了解地中海贫血的病因、流行病学特征、诊断和治疗方法、预后和并发症等方面的信息。这些信息将为研究提供重要的参考和支持，有助于更好地设计研究方案、分析数据和解释结果。此外，文献回顾帮助研究团队了解了地中海贫血在不同国家和地区的流行情况、治疗方法和政策措施等方面的信息。

这将为研究团队提供更加广泛的视角，有助于更好地分析地中海贫血的全球性问题和挑战。

6. 数据分析

为了揭示地中海贫血的现状和问题，我们运用 Excel、SPSS 等统计分析软件对收集到的数据进行系统整理和分析。本研究中，首先使用 Excel 对收集到的数据进行初步整理和清洗，以确保数据的完整性和一致性。这包括数据的去重、填充缺失值、纠正错误数据等步骤，为后续分析奠定基础。其次利用 SPSS 等专业统计软件进行更深入的数据分析，揭示地中海贫血患儿及其家庭面临的各种问题。这些分析结果将为我们深入洞察和制定针对性的干预措施和政策提供有力支持。通过科学严谨的数据整理和分析过程，我们将能够更加全面地理解地中海贫血的情况，为改善患儿的医疗服务和生活质量提供更有效的建议和措施。

第二章　中国地中海贫血现状需要关注

本章对我国地中海贫血的整体情况进行了介绍，地中海贫血不仅会对患儿的身体健康产生负面影响，还可能影响患儿和监护人的心理健康。这种疾病会给患者的家庭和整个社会带来沉重的经济负担，对社会稳定和发展也构成一定挑战。此外，本章还分析了地中海贫血的分布特点。在我国，地中海贫血患者和基因携带者数量众多，尤其在热带地区更是高发，但医疗资源存在分配不均的问题，需要政府和社会各界共同关注以改善现状。

一、我国内地地贫基因携带与地域分布

据世界卫生组织（WHO）统计，全球 5.2% 人口携带异常血红蛋白基因，每年有 30 万 ~ 40 万名儿童出生时患有严重的血红蛋白病，而地中海贫血就是其中较为常见的一种遗传性血红蛋白病[1]。这使地中海贫血成为全球范围内一个严重的健康问题。

据不完全统计，我国内地现有地贫基因携带者约 3000 万人，[2] 不同地区人群的地中海贫血基因携带率可能存在差异。一项由南方医科大学等机构在湖南省 14 个市 42 个区县开展的研究结果显示，湖南省地贫总体携带率为 7.1%。14 个城市的携带率为 4.53% ~ 14.57%，地贫携带率最高的两

---

[1] 华大基因.华大基因2023年全球地中海贫血认知现状报告［EB/OL］.（2023-11-27）. https://www.bgi.com/news/2023112804.

[2] 北京新阳光慈善基金会.中国重型 β 地中海贫血患者疾病负担及诊疗现况横断面调查研究报告［M］.北京：中华医学电子音像出版社，2022.

个地区分别是与广西壮族自治区接壤的永州（14.57%）以及与广东省接壤的郴州（10.29%）。湖南省省会长沙市以7.24%的携带率排名第三。张家界（4.53%）和湘西州（4.57%）的携带率最低。该研究人群中 α 地贫和 β 地贫的携带率分别为4.83%和2.15%。α 地贫携带率排名前三的地区分别是永州（9.26%）、郴州（7.30%）和长沙（5.62%）。β 地贫主要发生在永州（5.06%）、郴州（2.88%）和邵阳（2.59%）。[1]

我国地贫高发省份呈现明显地域聚集性，广东、广西的基因携带率分别达到16.8%和24.5%，海南、福建、湖南、四川、云南等省份同样面临严峻挑战，如表2-1所示。[2]《广西日报》报道广西医科大学第一附属医院进行的一项深入西林、融水等39个县（自治县）进行10多万人的调查结果显示，广西是地中海贫血高发区之一，地中海贫血基因携带者高达20%。[3]

表2-1　我国不同省份地贫基因携带率

省份	地贫基因携带率
广西	24.5%
广东	16.8%
海南	28.7[4]
云南	9.7%
贵州	8.68%
湖南	7.1%

① SHANG X, PENG Z, YE Y, et al. Rapid targeted next-generation sequencing platform for Molecular Screening and Clinical Genotyping in Subjects with Hemoglobinopathies [J]. EBioMedicine, 2017, 9（23）: 150-159.
② 科普中国.世界地贫日 | 这种遗传病为何南方沿海地区高发？如何科学预防？[EB/OL].[2025-05-08].https://www.kepuchina.cn/article/articleinfo?business_type=100&classify=0&ar_id=599766.
③ 林雪娜.八桂楷模心向党 精神血脉永赓续 [N].广西日报, 2021-06-25, https://www.gxnews.com.cn/staticpages/ 20210625/newgx60d552bc-20325589.shtml.
④ 赵振东, 王洁, 刘秀莲, 等.海南省本土居民地中海贫血的筛查分析 [J].海南医学, 2012, 23（16）: 120-121.

省份	地贫基因携带率
福建	4.49%
江西	3.8%
四川	3.41%

注：地贫基因携带率数据来源于网络，无统一权威出处，数据仅供参考。

这些数据显示了不同地区人群地中海贫血基因的携带率存在显著差异，这可能是由于地理、人口和遗传因素的综合影响。了解基因携带率数据对于制定地中海贫血的预防和控制策略非常重要，以便提供适时的基因检测、咨询和治疗。

热带地区高发。研究发现，中国地中海贫血在热带地区更为高发。这种现象可能与当地人群的生活方式和遗传背景等因素密切相关。研究还发现，一些人群中存在着对疟疾抵抗的基因因素。疟疾是由疟原虫引起的传染病，也在热带地区广泛流行。一些人因为在遗传上携带有特定的基因变异，使他们对疟疾的抵抗力更强。这些基因变异可以影响人体对疟原虫的感染和繁殖，减轻疟疾的症状和严重程度。在这些具有对疟疾抵抗基因的人群中，出现了地中海贫血的高发情况。地中海贫血与疟疾抵抗基因之间存在一种共同的遗传关联。具有地中海贫血基因的人对患病疟原虫的感染能力较低。因此，这些人在疟疾高发地区更容易生存下来并繁衍后代。

东北地区少见。相比之下，我国的东北地区地中海贫血病例较少。这可能与东北地区的气候条件、人群遗传特征以及当地的生活习惯等因素有关。我国地中海贫血在分布上存在着明显的纬度差异，这为相关地区的疾病监测和防控工作提供了重要线索，也提示我们需要根据不同地区的特点采取相应的预防和干预措施，以有效管理和控制地中海贫血病情的发生和传播。

二、疾病负担视角下的社会经济影响

（一）长期输血加剧医疗用血紧张

地贫患者用血量大。一个重型地贫患者一年的输血量，相当于四五十人的单次献血量，这也加剧了我国医疗用血的紧张程度。根据广东、广西和贵州部分地区调查结果，地中海贫血患儿每年用血量占当地全年用血量的 8% ~ 12%。[①]

血液科专家表示，根据流行病学研究推测，我国输血依赖患者在 3 万到 5 万人。假如进行输血治疗的重型 β 地贫患者体重为 40 千克，平均每年进行 20 次输血，每次输 4 单位共 800 毫升，人均年耗血量达 20 × 800 毫升 =1.6 万毫升，按寿命 50 岁计算人均用血量可达到约 1500 人次的献血量，全部输血依赖患者一生用血量达到 4500 万人次至 7500 万人次的献血量。

（二）输血依赖患者面临高额经济负担，总成本高达 469 万元

《非输血依赖型地中海贫血诊断与治疗中国专家共识（2018 年版）》认为重型 β 地贫患者通常在出生后 3 ~ 6 个月发病，[②] 医学专家表示，重型 β 地贫患者如不进行输血治疗，仅能存活到 5 岁左右；如仅进行输血治疗、不进行规律的祛铁治疗，通常仅能存活到 10 余岁；如进行规范的输血祛铁治疗，则可存活到接近正常成年人寿命。本研究计算了输血依赖重型 β 地贫患者的疾病经济负担，疾病经济负担的计算公式为：

总成本 = 直接成本 + 间接成本[③]

---

① 数据来源于京妍公益基金会调研数据。

② 中华医学会血液学分会红细胞疾病（贫血）学组.中国输血依赖型 β 地中海贫血诊断与治疗指南（2022 年版）[J].中华血液学杂志，2022，43（11）：889-896.

③ 湖南大学公共管理学院.湖南省郴州市地中海贫血防控项目卫生经济学评估报告[R].长沙：湖南大学公共管理学院，2021.

其中，直接成本包括直接医疗成本和直接非医疗成本，直接医疗成本和直接非医疗成本分别为患者治疗疾病过程中在医疗机构内部及外部发生的相关费用；间接成本为由于患者接受医疗，患者本人及照护者产生的生产力成本，即劳动损失。

表 2-2 为根据本研究统计数据计算得到的未接受移植手术患者例均生命周期疾病经济负担构成。结果显示，根据本研究收集数据测算，未接受移植手术的重型 β 地贫患者例均生命周期疾病经济负担总成本为 469.0 万元。直接成本为 297.1 万元，占比 63.0%，其中直接医疗成本为 191.7 万元，直接非医疗成本为 105.4 万元；间接成本为 171.9 万元，占比 37.0%，其中照护者生产力成本 32.3 万元，患者生产力成本 139.6 万元。如患者生产力成本按 3% 贴现率计算，未接受移植手术的重型 β 地贫患者例均生命周期疾病经济负担总成本为 692.8 万元。

表 2-2 未接受移植手术患者例均生命周期疾病经济负担构成 单位：万元

项目		未按每年 3% 贴现率计算		按照每年 3% 贴现率计算	
直接成本	直接医疗成本	191.7	41%	191.7	28%
	直接非医疗成本	105.4	22%	105.4	15%
	小计	297.1	63%	297.1	43%
间接成本	照护者生产力成本	32.3	7%	32.3	5%
	患者生产力成本	139.6	30%	363.4	52%
	小计	171.9	37%	395.7	57%
总成本	合计	469.0		*692.8	

（三）接受移植手术患者经济负担总成本为 143 万元

表 2-3 为本研究中接受移植手术患者例均生命周期疾病经济负担构成。本研究调查结果显示，接受移植手术患者平均年龄为 9.3 岁，接受移植手术患者疾病经济负担总成本为 143.1 万元。其中直接成本为 134.6 万元，占比 94%；间接成本为 8.5 万元，占比 6%。

表 2-3 　接受移植手术患者例均生命周期疾病经济负担构成 　　单位：万元

项目		成本	占比
直接成本	直接医疗成本	81.9 万元	57%
	直接非医疗成本	52.7 万元	37%
	小计	134.6 万元	94%
间接成本	照护者生产力成本	8.5 万元	6%
	患者生产力成本	0	0%
	小计	8.5 万元	6%
总成本	合计	143.1 万元	

表 2-4 为重型 β 地贫患者不同治疗方案的期望寿命及疾病经济负担情况，结果与未接受移植手术的重型 β 地贫患者相比，接受移植手术的重型 β 地贫患者例均生命周期疾病经济负担较低，但仍对患者家庭和整个社会造成沉重的负担，因此对地中海贫血的防控工作刻不容缓。

表 2-4 　重型 β 地贫患者不同治疗方案的期望寿命及疾病经济负担

患者类型	治疗方案	期望寿命	总成本
未接受移植手术患者	不进行输血祛铁	5 岁	–
	仅输血不祛铁	10+ 岁	100 万元
	输血 + 祛铁	27.5 岁	469 万元
接受移植手术患者	移植手术	75.7 岁	143 万元

注：患者期望寿命出处为《中国地中海贫血蓝皮书》、《湖南省郴州市地中海贫血防控项目卫生经济学评估报告》及专家共识。

目前，地中海贫血患者在需要手术和移植治疗时面临的医疗资源分配不均问题。据中国地贫专委会统计，截至 2023 年底，全国累计完成造血干细胞移植的重型地贫病人仅 6119 例，远低于我国目前的重型地贫儿童存量，医疗资源的不均衡反映在不同地区、医疗机构和患者之间。一些地区可能由于医疗设施不足、专业医护人员短缺或财政支持不足等原因，导致患者难以获得所需的手术和移植治疗资源。如广东、广西的地贫造血干细胞移植手术数量占全国总量的 80% 以上，而云南、海南等省份由于造血干细胞移植仓数量偏少及医疗技术欠发达，当地仍有部分患者自行慕名前往其他省份进行手术治疗。这种现象在经济条件相对较差的地区或患者中更为显著，加剧了医疗资源缺乏和治疗困难的问题。此外，部分地区存在造血干细胞移植仓数量多于医疗专家数量的情况，导致造血干细胞移植仓无法得到充分使用。这种不平衡的医疗资源分配不仅是一种资源分配上的问题，且更深层次地影响到患者的生活和健康。患者和家庭可能因为无法获得及时有效的治疗而承受沉重的负担，同时面临更多的经济压力和心理困扰。这种情况可能导致患者的生活质量急剧下降，并对他们的健康状况产生负面影响，延长病情的恶化和康复的时间。

三、地贫移植与早期筛查的成本效益各有侧重

地中海贫血的防治工作中，造血干细胞移植和早期基因筛查在成本效益产出比方面各有侧重。移植治疗虽然初期投入成本较高，但能够根治疾病，显著减少患者终身输血和祛铁治疗的费用，从而在长期内大幅降低医疗成本。相比之下，早期基因筛查的成本效益比更高，通过预防重型地贫患儿的出生，不仅能够大幅减少后续治疗的经济负担，还能显著提高患儿的生活质量和生存率。因此，移植治疗和早期筛查在不同的防控阶段发挥着各自的关键作用。

（一）移植治疗的成本效益比

本次调研的统计结果显示，本研究人群移植治疗投入成本均值为 61.6 万元，本研究中重型 β 地贫患儿移植手术平均年龄为 9.3 岁。以湖南省疾病预防中心科学推算出的居民期望寿命结果为例，移植手术后期望寿命为 75.7 岁。[①] 本研究中患儿诊断至今输血祛铁的合计费用平均为 73.4 万

---

① 湖南省卫生健康委员会.湖南省疾病预防控制中心首次科学推算出湖南省居民期望寿命［EB/OL］.［2016-04-06］. https://wjw.hunan.gov.cn/wjw/xxgk/gzdt/szdt/201601/t2016 0115_3653481.html.

元,确诊年龄平均为 1.6 岁。输血加祛铁治疗的年均成本 = 患儿诊断至今输血祛铁合计费用 / 输血祛铁治疗时长,即 73.4/6.4=11.5 万元 / 年。《中国地中海贫血蓝皮书(2020)》显示,接受输血祛铁治疗的患者期望寿命为 27.5 岁。[①] 因此,本研究中每例重型 β 地贫患儿移植手术后可节约治疗成本 =(接受输血祛铁治疗期望寿命 – 移植手术年龄)× 输血祛铁治疗年均成本,即(27.5 – 9.3)× 11.5=209.3 万元,进行 1 例重型 β 地贫患者手术移植的总成本效益比约为 61.6 万元 / 209.3 万元 =1∶3.4。由于平均每例重型 β 地贫患者移植治疗的医保报销费用为 17.4 万元,因此国家角度的成本效益比约为 17.4 万元 / 209.3 万元 = 1∶12.0,如表 2–5 所示。

表 2–5　重型 β 地贫患者移植治疗经济效益分析

条目	数值
移植治疗投入成本均值	61.6 万元
效益指标(移植治疗节约社会经济负担)	209.3 万元
总成本 – 效益比	1∶3.4
国家角度成本 – 效益比	1∶12.0

(二)孕期基因筛查的成本效益比

2018 年,湖南省郴州市启动出生缺陷防治免费基因检测项目,项目覆盖地区的孕产妇可免费到定点医院接受 1 次地中海贫血基因检测,孕产妇血清学产前筛查异常者可免费接受 1 次介入性产前诊断或无创产前胎儿DNA 检测。截至 2020 年 12 月 31 日,郴州市累计完成 76194 例血常规检测、5498 例血红蛋白电泳检测、23221 例地贫基因检测,政府直接投入筛查总费用为 1038 万元,个人支出医疗总费用(产前诊断费、终止妊娠费)为 34 万元,政府和个人投入总成本 1072 万元。该项目的实施成果避免了14 例输血依赖型地贫患儿的出生,可为社会节约经济成本 7392 万元,成

---

① 北京天使妈妈慈善基金会,北京师范大学中国公益研究院.中国地中海贫血蓝皮书:中国地中海贫血防治状况调查报告(2020)[M].北京:中国社会出版社,2021.

本效果比为 76.57 万元，即每避免 1 例输血依赖型地贫患儿出生的成本为 76.57 万元，远低于其造成的社会经济负担 528 万元，成本效益比为 1∶6.9。

一项研究表明，云南省全省范围内开展地中海贫血筛查的成本 – 效益分析为 1∶5.65，净效益为 974589727 元。

作为一项能够根治地中海贫血的技术，造血干细胞移植在治疗地贫患者中发挥着重要作用。如果不进行造血干细胞移植，地贫患者需要终生的输血与祛铁治疗。因此，与长期的输血祛铁治疗相比，造血干细胞移植有着不可比拟的经济成本优势。然而，与前期的预防控制相比，孕期的地贫基因筛查成本效益要优于造血干细胞移植。以本次项目研究为例，本研究人群移植治疗投入成本均值为 61.6 万元，每例重型 β 地贫患儿移植手术后可节约治疗成本为 209.3 万元，成本 – 效益比为 1∶3.4，低于湖南郴州地贫基因筛查的 1∶6.9 和云南地贫基因筛查的 1∶5.6。这充分强调了早期筛查和干预在地中海贫血防控中的重要性，如表 2-6 所示。

表 2-6 不同时间筛查、治疗成本效益比

时间	成本 – 效益比
孕前基因筛查（广东梅州）	1∶12
孕前基因筛查（湖南郴州）	1∶6.9[①]
孕前基因筛查（云南）	1∶5.6[②]
移植治疗（本研究）	1∶3.4

孕前基因筛查的成本 – 效益明显高于造血干细胞移植手术治疗的成本 – 效益。这意味着通过在孕前进行基因筛查，可以更有效地降低地中海贫血患儿的出生率，从而降低后续的治疗和管理成本，同时提高患儿的生存率和生活质量，这一研究结果强调了早期筛查和干预在地中海贫血防控中的重要性。

① 湖南大学公共管理学院.湖南省郴州市地中海贫血防控项目卫生经济学评估报告［R］.长沙：湖南大学公共管理学院，2021.

② 贺铭，胡滔，张杰.云南省地中海贫血筛查方案成本—效益分析［J］.卫生软科学，2020，34（5）：5.

四、中国地贫患儿及其家庭基本情况

本研究收集了由北京京妍公益基金会救助的 18 岁以下重型地贫患儿及家长的信息。本部分数据来源于调查问卷及病案分析，主要包括患儿基本人口学特征、地中海贫血发病情况、患儿看护人基本人口学特征、患儿家庭经济情况等内容。

（一）地贫患儿基本人口学特征

1. 性别比例：全部地贫患儿中男性占 57%，不同省份男女占比有差别

图 2-1 显示了本研究各主要省份重型地贫患儿的性别分布情况，在全部地中海贫血患儿中，男性占 57.0%，女性占 43.0%。不同省份地中海贫血患儿的性别分布存在一定的差异。在一些省份中，男性患者的比例略高于女性患者，而在其他省份中，女性患者的比例略高于男性患者。例如，贵州省的地中海贫血患儿中男性占比最高，达到 62.5%，而云南省的地中海贫血患儿中女性占比最高，达到 51.7%。值得注意的是，本研究对象集中在移植患者，这意味着我们的研究结果主要反映这一特定人群的特征。

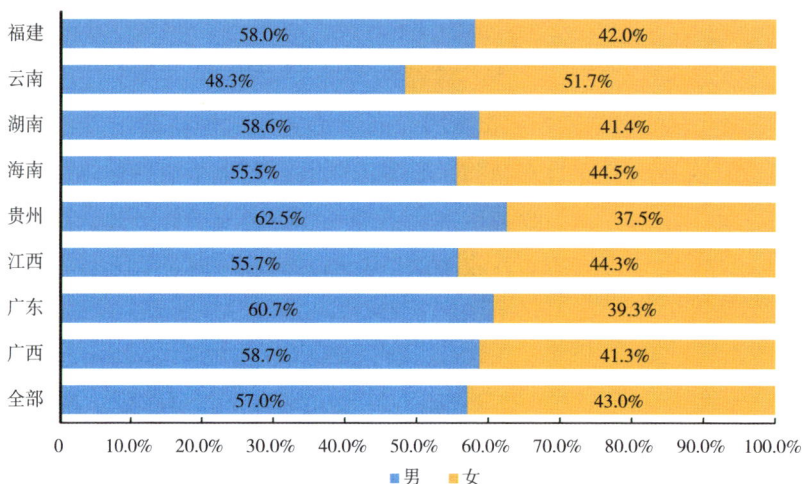

省份	男	女
福建	58.0%	42.0%
云南	48.3%	51.7%
湖南	58.6%	41.4%
海南	55.5%	44.5%
贵州	62.5%	37.5%
江西	55.7%	44.3%
广东	60.7%	39.3%
广西	58.7%	41.3%
全部	57.0%	43.0%

图 2-1　各主要省份地贫患儿性别分布情况

2. 年龄分布：7～12 岁的患儿占比 53.5%

图 2-2 为本研究纳入的 0～18 岁地中海贫血患儿出生年份分布情况，研究对象主要为参加移植手术的患儿。出生年份分布范围为 1995—2023 年，人数比例较多的年份分布在 2009—2018 年。其中 7～12 岁的患儿占比 53.5%，6 岁以下的占比 15.6%。

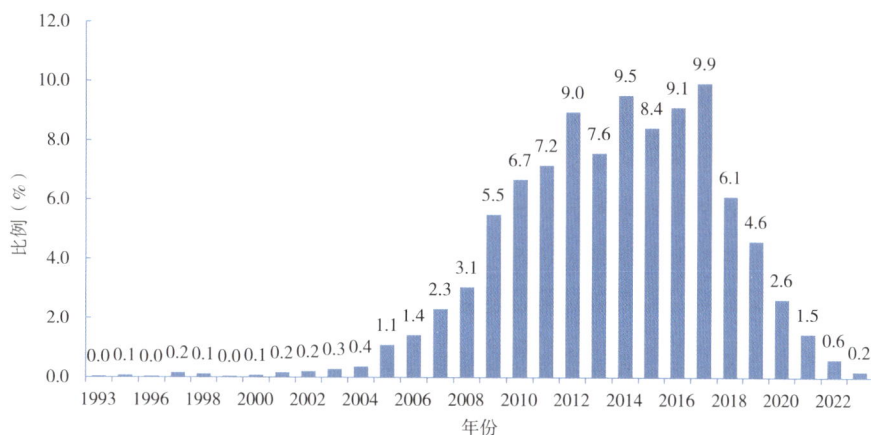

图 2-2　本研究地中海贫血患儿出生年份分布情况

3. 地区分布：广西、广东籍贯的患儿分别占 20% 左右，常住在广西的占 37%

表 2-7 显示了本研究中地中海贫血患儿的籍贯与常住分布情况，地中海贫血患儿的籍贯及常住分布存在一定差异。广西、广东是本研究中地中海贫血患儿籍贯比例较高的地区，分别占 24.4% 和 22.6%。其他省份和地区的地中海贫血患儿比例较低。地中海贫血患儿的常住省份分布中部分省份明显高于其他地区。其中广西是地中海贫血患儿的常住比例较高的省份，占比 37.0%。

表 2-7　各主要省份地贫患儿籍贯与常住分布情况

省份	籍贯分布百分比（%）	常住分布百分比（%）
广西	24.4	37.0
广东	22.6	14.9
江西	9.5	6.2

续表

省份	籍贯分布百分比（%）	常住分布百分比（%）
贵州	9.0	6.7
海南	7.9	14.3
湖南	6.3	5.1
云南	5.9	5.4
福建	4.2	1.8

4. 血型分布：O型血占43%，B型和A型分别占25%左右

图2-3为本研究各主要省份地贫患儿血型分布情况，A型血占23.6%，AB型血占7.4%，B型血占26.1%，O型血占43.0%。不同省份地贫患儿的血型分布存在一定的差异。例如，贵州省A型血的比例最高，而广东省O型血的比例最高。这种差异可能与遗传、地域等因素有关。

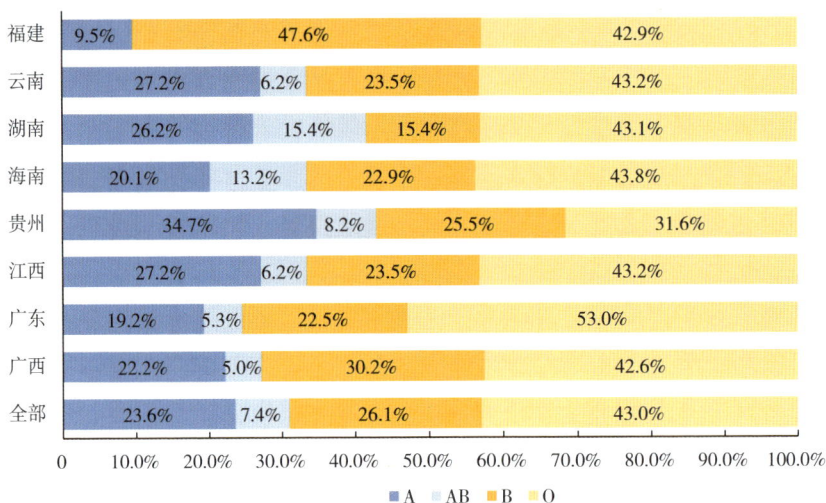

图2-3 各主要省份地贫患儿血型分布情况

（二）患儿看护人基本人口学特征

1. 女性为照护人的占80.2%

图2-4所示为本研究地中海贫血患儿主要照护人员的性别分布情况，地中海贫血患儿的主要照护人员以女性为主。男性主要照护人员占19.8%，

女性占 80.2%。在大多数地区，女性占主导地位，其中湖南省的女性主要照护人员比例最高，为 89.4%。而在云南省，男性主要照护人员的比例较高，达到 28.8%。

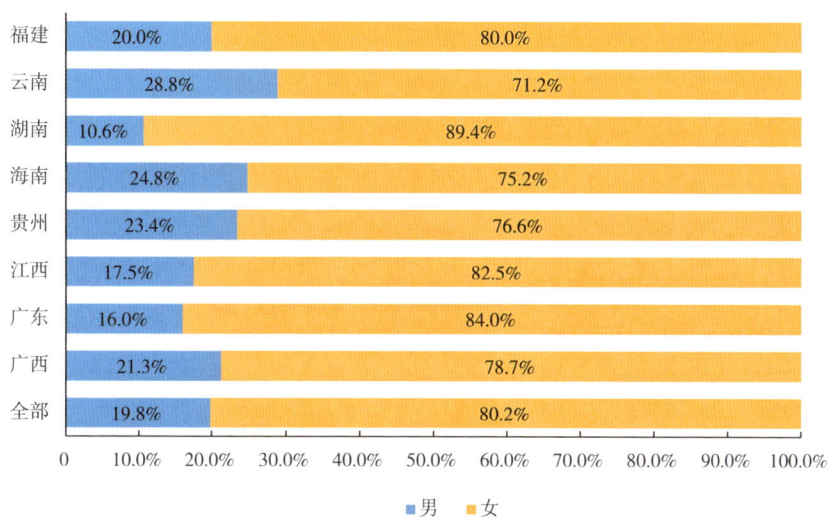

图 2-4　地中海贫血患儿主要照护人员性别分布情况

2. 年龄在 30～39 岁的照护人员占比为 50.8%，40～49 岁的占比将近 30%

表 2-8 为本研究地中海贫血患儿主要照护人员的年龄分布情况，小于 30 岁的照护人员比例较低，为 10.8%。35～39 岁的照护人员比例最高，为 27.4%。

表 2-8　地中海贫血患儿主要照护人员年龄分布

年龄分组（岁）	占比（%）
<30	10.8
30～34	23.4
35～39	27.4
40～44	19.5
45～49	9.3
≥50	9.6
总计	100.0

3. 地贫患儿父母初中学历的占56%，小学及以下的占16%

图2-5为本研究地中海贫血患儿父母最高学历的分布情况，在全部调研人群中，首先初中程度的学历占比最高，达到了56.0%；其次是小学及以下和高中/中专，分别为16.2%和15.1%。从调研地区来看，海南地区的父母初中程度的学历占比最高，达到60.8%，而福建地区的大专学历的父母比例最高，为27.3%。贵州地区的小学及以下学历的父母比例最高，为27.0%。从整体数据来看，本科及以上学历的父母占比较低，仅为4.0%。这些结果反映了在地中海贫血患儿家庭中，父母的教育水平普遍偏低，这可能对他们提供地贫患儿照护和应对医疗挑战带来一定影响。

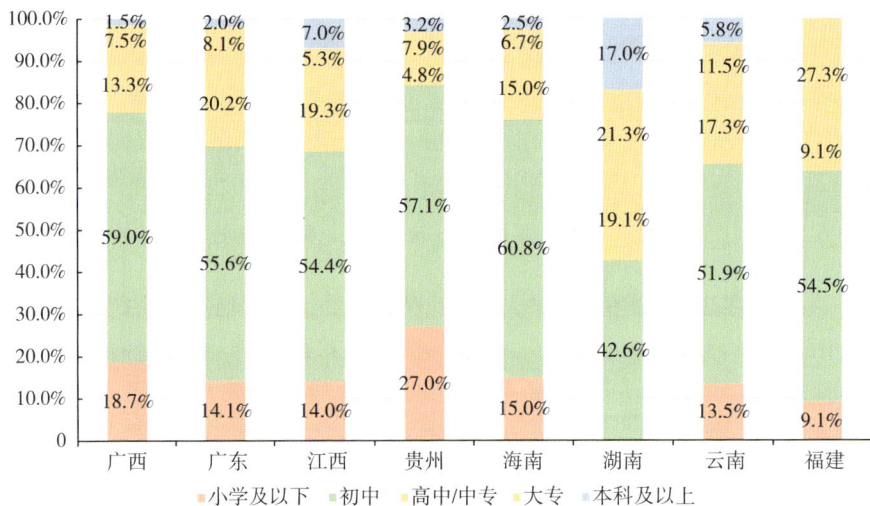

图2-5　地中海贫血患儿父母最高学历分布情况

4. 工资性收入占家庭经济来源的40.85%，政府补助与亲戚朋友救助占37.16%

图2-6所示为本研究中地贫患儿家庭主要经济来源分布情况，结果反映了地贫患儿家庭主要经济来源的多样性。工资性收入、政府补助和亲戚朋友救助占据了较大比例，而个体经营收入、离退休工资收入、农林渔牧收入和其他收入也在一定程度上为家庭经济提供支持。可以看到，在经济来源中，政府补助与亲戚朋友救助累计占比37.2%，可见正式与非正式的

救助在地贫患儿家庭收入中承担了重要角色，也从侧面反映了因病致贫的现实。

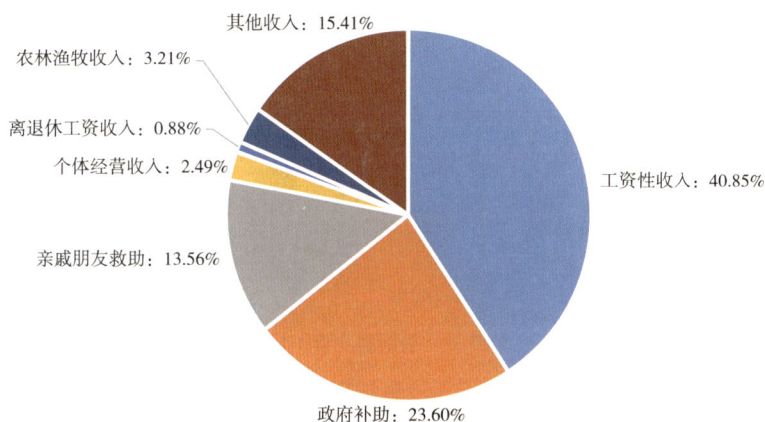

图 2-6　地贫患儿家庭主要经济来源

5. 以打零工作为职业的地贫患儿父母占 48.73%，务农的占 27.39%

图 2-7 所示为本研究中地中海贫血患儿父母职业类型的分布情况，结果显示地贫患儿父亲的职业类型多样，但以打零工和务农为主，与患儿父亲相比，患儿母亲以送快递为职业的比例较高，为 19.76%，如图 2-8 所示。这种分布可能会对家庭收入、社会支持以及患儿照护的时间和资源分配产生影响。

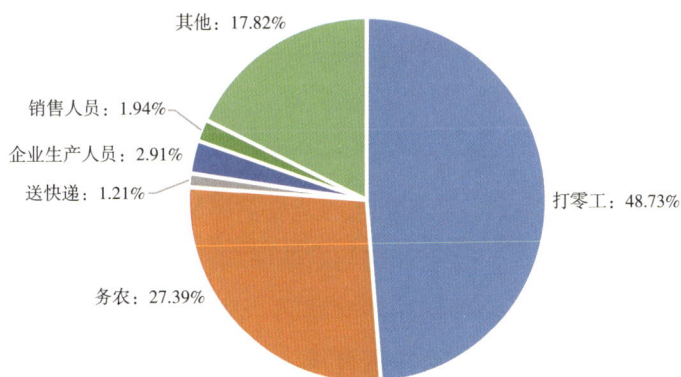

图 2-7　地贫患儿父亲目前从事的职业分布情况

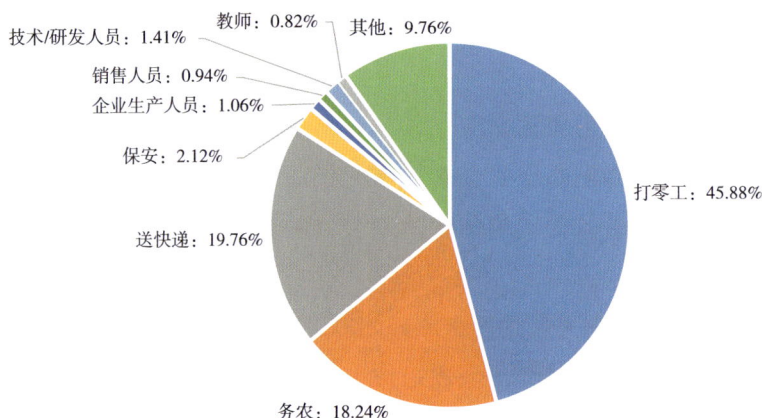

图 2-8　地贫患儿母亲目前从事的职业分布情况

6. 地贫患儿未患病时家庭月收入为 0.43 万元，患病后输血治疗期间家庭月收入下降到 0.29 万元

表 2-9 所示为本研究中患儿家庭收入和积蓄情况，在患儿未患病时，家庭每月收入为 0.43 万元（均值），在输血治疗期间，家庭每月收入下降至 0.29 万元（均值），可见照护地贫患儿带来的劳动力损失减少了家庭收入，进一步加剧了地贫带来的经济负担。

表 2-9　地贫患儿家庭收入及积蓄情况

	均值	中位数
患儿未患病时家庭每月收入（万元）	0.43	0.30
输血治疗期间家庭每月收入（万元）	0.29	0.23
患儿家庭移植时收入（万元）	0.14	0.00
患儿家庭固有积蓄（万元）	1.97	0.05

综上，我们可以看到，地贫患儿的父母学历偏低，收入以打零工和务农为主，除工资收入外，政府补助与亲戚朋友救助是他们收入的第二大重要来源。在患儿患病需要输血治疗期间，家庭收入进一步减少。由此可见，地贫患儿家庭属于社会特困群体，需要得到政府与社会的关爱与帮助。

五、本章小结

本章分析了中国地中海贫血的现状及其所带来的多方面影响。地中海贫血作为一种遗传性疾病，在我国南方地区尤为高发，特别是在广西、广东、海南等地，携带率高达20%。本次调研数据显示，长期输血不仅加剧了医疗用血的紧张程度，一个重型地贫患者一年的输血量相当于四五十人次的献血量，地贫总用血量占当地全年用血量的8%~12%。重型β地贫患儿的生命周期疾病经济负担总成本高达469万元，其中直接成本为297.1万元，间接成本为171.9万元。相比之下，接受移植手术的重型β地贫患儿平均生命周期疾病经济负担为143.1万元，虽然相对低一些，但依然给地贫患者家庭和社会带来了巨大的负担。

此外，地中海贫血还对患儿及其家庭造成了心理压力和社会适应问题。调研显示，患儿普遍面临心理压力，许多患儿表示担心被取笑和在陌生人面前感到紧张。大部分患儿对学校的感受偏向消极，表示对学校缺乏兴趣，甚至希望不用去上学。照护人员也面临较大的精神、时间和经济压力，许多家庭在心理、情绪和社会方面承受了相当大的压力。

在成本－效益分析方面，造血干细胞移植虽然初期投入成本较高，但能够根治疾病，显著减少患者终生输血和祛铁治疗的费用，从而大幅降低医疗成本。相比之下，早期基因筛查的成本效益比更高，这显示出早期筛查和干预在地中海贫血防控中的重要性。

第三章　重症地中海贫血严重危害
儿童生命健康

　　上一章，我们从宏观层面分析了重症地中海贫血带来的疾病负担。它加剧了医疗资源的紧张，还给患者家庭和社会带来了巨大的经济压力。然而，地中海贫血的影响不仅局限于经济方面，它对个体患者，尤其是儿童的生命健康造成了严重的危害。本章从微观层面，以儿童健康为视角，聚焦地中海贫血对儿童身心健康的深远影响，揭示这一疾病在个体层面带来的多方面挑战。

一、地贫发病机制

　　地中海贫血的发病机制包括以下几个方面。

1. α 或 β 珠蛋白基因突变

　　地中海贫血主要是由珠蛋白基因突变或缺失引起的。这种突变或缺失导致珠蛋白肽链合成减少，以及无效造血和溶血性贫血。在正常情况下，血红蛋白由四个亚单位组成：两个 α-珠蛋白链和两个 β-珠蛋白链。这种结构使血红蛋白能够与氧气结合并在体内输送。然而，α 或 β 地贫导致正常的珠蛋白合成减少，冗余的 β 或 α 链形成四聚体（β4 或 α4），沉积在红细胞膜，通过氧自由基破坏红细胞，使红细胞在骨髓内或外周破坏，前者即无效造血，后者为溶血。

2. 铁代谢紊乱

　　在地中海贫血患者接受输血治疗时，每次输血都会引入大量的铁，但人体的排铁能力相对有限。这使地中海贫血患者容易积累过多的铁。持续的铁积累可能导致多器官损害，特别是对肝脏、心脏和内分泌系统的影响最为明显。肝脏是处理体内铁负荷的重要器官，但长期积累的铁会损害肝细胞，导致肝脏损伤和纤维化。心脏是另一个受铁积累影响的器官，过多的铁可能导致心脏肌肉损伤和心脏功能异常。内分泌系统也可能受到铁的影响，引发性腺功能障碍、生长发育问题等。

3. 地中海贫血对疟疾的保护作用

患有地中海贫血的个体在疟疾高发地区受到一定程度的保护，相对较少发展为疟疾患者。总体而言，地中海贫血患者中会产生一种相对较弱的疟疾感染状态，减轻了疟原虫的感染能力。然而，需要注意的是他们仍然有受到疟疾感染的风险。

二、地贫带来的身体与心理危害

地中海贫血不仅对患者的健康造成重大危害，还给儿童带来了多方面的负面影响，包括心理压力、对学校生活的消极感受、照护人员的压力以及家庭成员的心理和社会负担。

（一）临床表现与直接危害

1. 脏器功能受损、贫血、肝脏与脾脏扩大是常见临床表现

（1）脏器功能受损：地中海贫血可能导致多个脏器功能受损，尤其是心脏、肝脏等器官。贫血状况下，心脏需要加大工作量来维持足够的氧供应，长期负荷加重可能导致心脏扩大和心功能不全。肝脏承担贫血时处理废红细胞和铁负荷的任务，过度工作可能导致肝脏扩大和肝功能异常。

（2）贫血：地中海贫血患者常常出现贫血症状，如乏力、疲倦、头晕等。由于缺乏正常的血红蛋白，氧运输能力减低，导致组织器官供氧不足。

（3）肝脏和脾脏肿大：因地中海贫血引起的溶血会导致体内红细胞破

裂，肝脏和脾脏肩负清除破损红细胞的任务。长期溶血过程可能导致肝脏和脾脏扩大，伴随着腹部不适和可能的贫血加重。

（4）骨骼问题：地中海贫血患者可能出现骨髓增生异常或骨骼畸形。这与地中海贫血对骨髓造血细胞的影响有关，可能导致骨干骨骼发育异常，桡骨、胫骨变形等问题。

（5）溶血危机：在某些情况下，地中海贫血患者可能经历溶血危机，即大量红细胞破裂释放血红蛋白。溶血危机常由感染、药物刺激或极度的氧化应激等因素触发，导致贫血急剧加深、黄疸加重、肾脏损伤等。

2. 生长发育迟缓、骨质疏松、肝脏疾病是地中海贫血常见并发症

（1）生长发育迟缓：地中海贫血患者，尤其是儿童，由于长期贫血和氧供应不足的影响，可能出现生长发育迟缓的情况。营养不良和慢性疾病状态可能会对儿童的身体发育和智力发育产生不良影响。

（2）骨质疏松：长期患有地中海贫血可能导致骨质疏松，增加骨折的风险。地中海贫血患者由于贫血导致骨骼中的骨密度降低，同时缺乏正常的骨髓功能，这可能导致骨质疏松和骨折。

（3）心脏疾病：地中海贫血患者由于心肌铁过载慢性缺氧和贫血对心脏的影响，可能导致心脏疾病的发生。心脏需要加大工作量来维持足够的供氧，长期贫血状态可能导致心肌收缩力减弱、心脏扩大、心律不齐和心力衰竭等心脏问题。

（4）感染：由于地中海贫血患者免疫系统功能较弱，易受感染。特别是细菌感染和肺部感染的发生率较高。移植手术后长期使用免疫抑制剂或接受反复输血的患者，免疫系统功能更容易受到抑制。

（5）胆石症：地中海贫血患者中溶血性贫血的发生可能导致胆红素过多，使胆汁中胆固醇的溶解度下降，从而增加患上胆石症的风险。

地中海贫血的临床表现和并发症程度与每个患者的疾病严重程度和基因突变类型有关。一些患者可能只有轻度贫血和轻微不适，而其他患者可能需要更频繁的输血和严格的医学管理以减少并发症的发生。因此，患者个体之间的差异性非常明显，需要根据个体情况制订个性化的治疗和管理计划。

如表 3-1 所示，地贫患儿可能出现多种并发症，其中以骨质疏松和肝脏疾病最为普遍，总占比分别为 45.6% 和 36.7%。骨质疏松在广西、广东、云南、福建占比最高，肝脏疾病在江西、海南、湖南占比最高，这种并发症的发生可能需要更加综合的治疗方案和管理策略。

表 3-1　各主要省份地中海贫血常见并发症分布情况

省份	骨质疏松（%）	肝脏疾病（%）	心血管疾病（%）	糖尿病（%）	甲状腺疾病（%）
广西	54.2	36.1	6.0	2.4	1.2
广东	53.3	26.7	0.0	13.3	6.7
江西	36.4	45.5	0.0	9.1	9.1
贵州	35.7	28.6	21.4	0.0	14.3
海南	14.3	57.1	14.3	7.1	7.1
湖南	33.3	66.7	0.0	0.0	0.0
云南	43.8	25.0	12.5	12.5	6.3
福建	100.0	0.0	0.0	0.0	0.0
合计	45.6	36.7	8.9	4.7	4.1

3. 地贫会带来贫血、溶血、器官受损等身体问题

地中海贫血会对患者身体造成直接危害，包括贫血、溶血、器官受损、骨骼问题、生长发育迟缓、生殖发育落后、感染易发、肝功能异常、心血管问题等。

（1）贫血：由于地中海贫血患者无法正常合成足够的血红蛋白，会导致患者贫血，进而影响身体各组织器官对氧气的供应，严重时可能影响生命健康。

（2）溶血：在一些情况下，异常的血红蛋白可能导致红细胞的过早破裂，进而引起溶血现象，使地贫患者机体内红细胞数量急剧减少，加重贫血症状。

（3）器官受损：地中海贫血可能导致患者多个器官受损，特别是脾脏、肝脏、心脏和肾脏。长期贫血会对这些器官造成压力，可能引发并发症，如扩大的脾脏、肝脏功能异常、心功能不全和肾功能受损等。

（4）骨骼问题：地中海贫血可能影响患者骨骼的正常发育和骨骼强度，

引起骨折风险增加、骨骼畸形和骨骼疼痛等问题。

（5）生长发育迟缓：地中海贫血可能会导致儿童生长发育迟缓，包括身高和体重增长的受限，智力发育也可能会受到一定程度的影响。

（6）生殖发育落后：地中海贫血患者可能会经历青春期延迟，这意味着他们的身体发育和性成熟过程比同龄人慢。地中海贫血患者还可能会出现生殖功能障碍，包括精子数量和质量的下降（男性）以及排卵障碍（女性）。生殖功能障碍可能会降低地贫患者的生育能力，导致不孕问题发生。

（7）感染易发：由于地中海贫血患者的免疫系统可能受损，铁超载也会增加感染的风险，他们更容易感染细菌、病毒或其他病原体，尤其是呼吸道和泌尿生殖系统感染的发生率较高。

（8）肝功能异常：地中海贫血患者可能出现肝脏损伤和异常，如黄疸、肝酶升高等。

（9）心血管问题：地中海贫血患者可能面临患心脏疾病的风险，包括心律失常、心力衰竭和心脏扩大等。

（二）间接危害

1. 因病致贫

地中海贫血对患者及其家庭可能造成因病致贫的间接危害。治疗费用、长期护理以及失去正常工作时间可能导致家庭收入减少，甚至导致家庭陷入贫困。这种情况可能影响到患者的生活质量，增加了家庭在经济上的负担，同时可能限制了患者获得高质量的医疗和生活资源。

2. 心理危害

地中海贫血不仅对患者本人的身体健康产生影响，还可能对其精神状态造成损害。长期的疾病折磨、治疗过程中的痛苦以及对未来的担忧可能引发地贫患者焦虑、抑郁等心理问题。同时，地贫患者面临疾病带来的各种限制，如不能参与某些活动或无法实现个人目标，这可能使其产生挫折感和自我怀疑，进而影响其心理健康。这些间接危害凸显了地中海贫血带来的全面影响，不仅需要关注患者的身体健康，也需要为其提供相应的社会支持和心理关怀，以减轻患者及其家庭在经济和心理上的压力，帮助他们更好地应对疾病带来的挑战。

重型地中海贫血患者在长期面对疾病和治疗过程中可能会出现以下心理情况。

1. 焦虑和担忧

重型地中海贫血患者可能会经历持续的焦虑和担忧情绪。他们对疾病的发展和治疗效果的不确定性可能导致他们感到紧张和不安。他们可能担心自己的健康状况和未来生活，担心病情加重以及可能引起的并发症。这种焦虑和担忧可能会对他们的情绪和心理健康产生负面影响。

2. 抑郁和情绪低落

重型地中海贫血患者在长期面对疾病和治疗的挑战时，可能会经历抑郁和情绪低落。他们可能感到沮丧、无助和对生活失去兴趣，找不到乐趣和动力参与日常活动。长期的健康问题和治疗过程中的疲劳可能使他们的情绪更加低落。抑郁情绪可能影响他们的食欲、睡眠和注意力。

3. 社交障碍

重型地中海贫血患者可能因疾病和治疗的限制而面临社交障碍。他们可能需要定期接受治疗，这会影响他们的社交活动和参与度。他们可能因为病情不稳定或治疗引起的疲劳而无法参加社交聚会和活动，这可能导致他们感到被孤立和与他人疏远。社交障碍可能对他们的心理健康和生活质量产生负面影响。

4. 睡眠问题

重型地中海贫血患者可能面临各种睡眠问题。一些患者可能经历失眠，入睡困难或睡眠维持障碍；而有的患者反而嗜睡，日间经常感到疲倦和睡眠节律失调。

这些问题可能与疾病本身、症状的不适、治疗的副作用或心理压力有关。睡眠问题会进一步影响患者的情绪、注意力和日常功能。这些心理状况影响可能会相互关联并相互影响。重型地中海贫血患者面临的长期生理和心理挑战可能对他们的心理健康产生负面影响。因此，提供心理支持和心理健康的关注对地中海贫血患者的综合治疗和福祉至关重要。

（三）对地贫患者及其家属心理影响的调查结果

除重型地中海贫血患者自身的心理状况外，他们所处的家庭也会受到影响，包括时间管理和工作压力、心理压力和情感支持及社交和家庭互动的限制等。

时间管理和工作压力：重型地中海贫血患者的治疗需要定期就医和医疗监护，这可能需要家庭成员抽出时间来陪同患者就医。这可能对家庭成员的工作和职业发展产生影响，特别是当家庭成员需要频繁请假或减少工作时间以满足患者的需求时。这可能导致家庭成员面临工作压力和时间管理的挑战。

心理压力和情感支持：重型地中海贫血患者的家庭成员可能面临心理压力，包括焦虑、担忧和情绪波动。他们可能担心患者的健康状况、治疗效果和并发症的发生。此外，他们可能需要承担照顾患者的责任，这可能对他们的情感和心理健康产生影响。因此，家庭成员可能需要情感支持和心理健康资源。

社交和家庭互动的限制：重型地中海贫血患者的治疗可能需要限制他们的社交活动和参与度。这可能导致患者和家庭成员在社交和家庭互动方面面临一些限制。患者可能需要避免出席某些活动或场合，以避免感染风险或过度疲劳。这可能对家庭的社交和家庭互动产生影响。

这部分内容的数据来源于调查问卷结果，主要涵盖了以下几个方面：地贫患儿主要照护人员照护时的感受、地中海贫血对患儿家属的影响、地中海贫血患儿对学校的感受及地中海贫血患儿心理压力情况。

1. 地中海贫血患儿普遍面临心理压力

本研究采用地贫患儿社交焦虑量表（SASC）评估儿童的心理压力状况，图3-1为地贫患儿心理压力情况，提示地中海贫血患儿普遍面临着心理压力。许多地贫患儿表示担心其他孩子会不喜欢他们，担心被取笑，以及在陌生的小朋友面前感到紧张和害羞。大部分地贫患儿表达了对人际交往和社交互动方面的挑战和焦虑。这些数据反映了地贫患儿在社交环境中经历的心理困扰，为改善他们的心理健康和社交能力提供了重要参考。

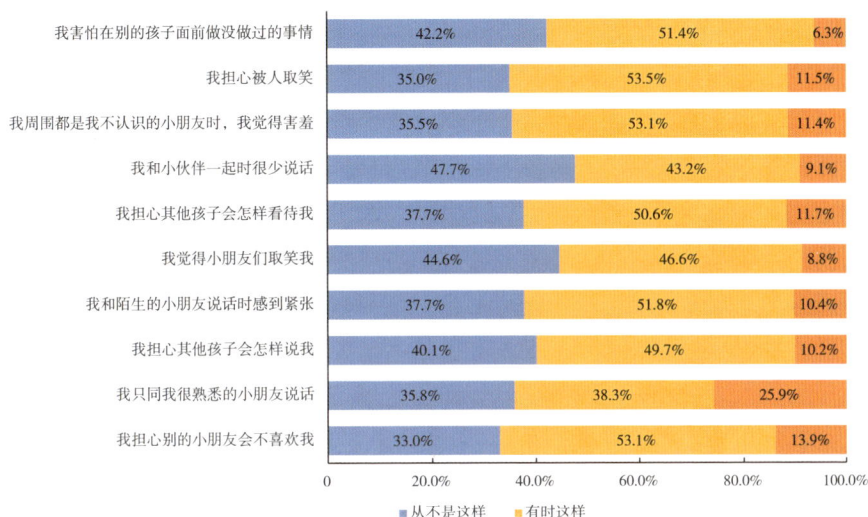

图 3-1　地中海贫血患儿心理压力情况

2. 地中海贫血患儿对学校的消极感受

本研究采用学校喜欢和回避问卷 ① 评估患儿对学校的感受，图 3-2 为地中海贫血患儿对学校的感受结果。结果显示地中海贫血患儿对学校的感受普遍偏向消极。超一半地贫患儿表示对学校缺乏兴趣，许多人也表示学校会让他们感到不快乐或不安。此外，相当数量的地贫患儿表达了"不用去上学"的愿望。这些数据反映了地贫患儿在学校环境中面临的挑战和情感困扰部分，为改善地贫患儿的学校体验提供了重要参考。

3. 部分地贫患儿照护人员面临较大的精神、时间和经济压力

本研究采用 Zarit 照护者负担量表（ZCBI）评估地贫患儿主要照护人员照护时的感受。图 3-3 为该量表的主要结果，结果显示照护患儿对照护者的生活产生了一定的影响。部分照护者在日常生活中面临着较大的精神、时间和经济压力。这些数据反映了照护者的心理和生活状态，对于改善照护者的生活质量以及提供更好的支持和服务具有一定的参考意义。

———————————

① 王静，郭菲，陈祉妍.父亲共同养育对子女学校适应的影响：儿童亲社会行为与师生关系的多重中介作用［J］.中国健康心理学杂志，2023，31（3）：336-342.

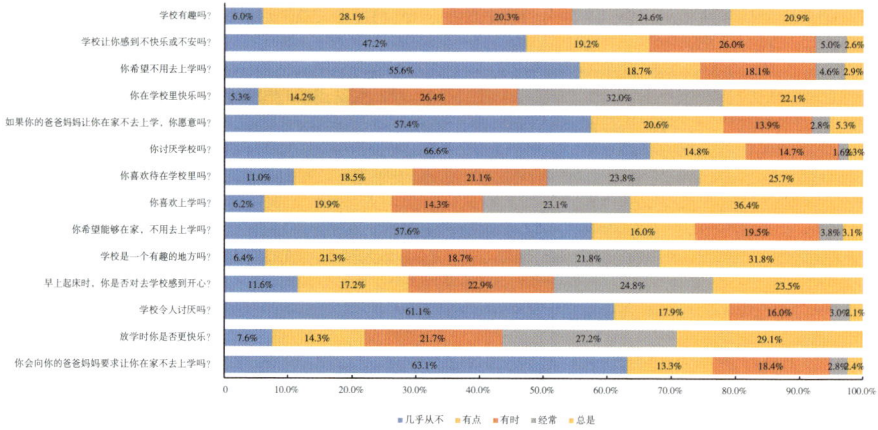

图 3-2　地中海贫血患儿对学校的感受

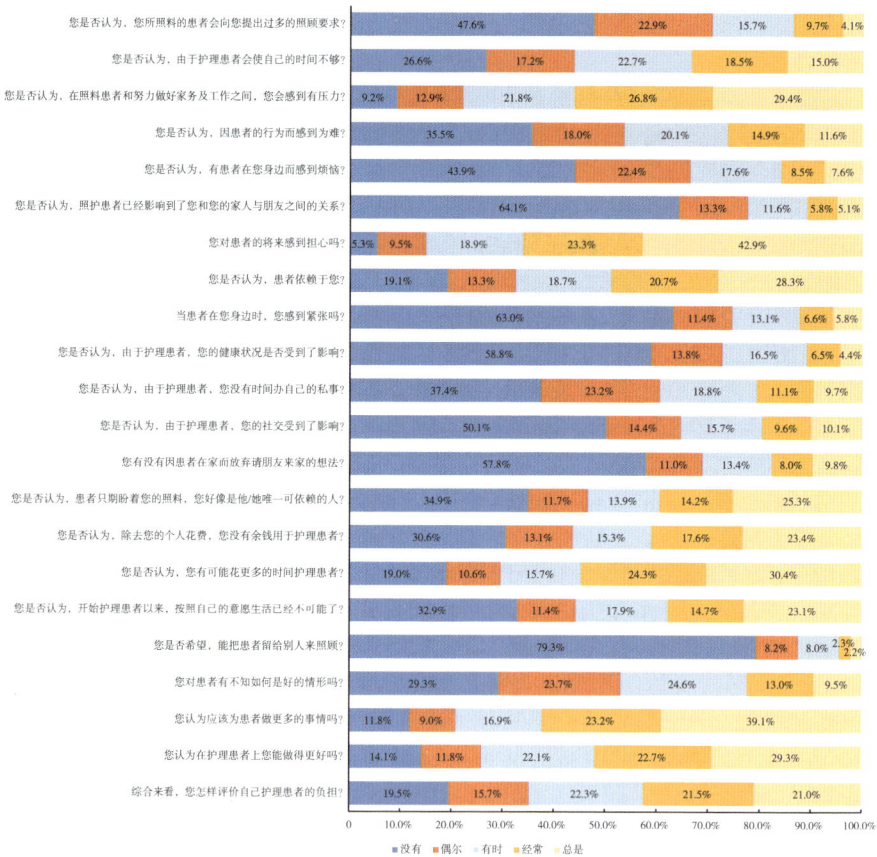

图 3-3　地贫患儿主要照护人员照护时的感受

4. 部分地贫患儿家属在心理、情绪、社会方面承受较大压力

本研究采用自行编制问卷调查地中海贫血对患儿家属的影响，图 3-4 显示地中海贫血对患儿家庭的影响广泛而深远。部分患儿家属在心理、情绪和社会方面承受了相当大的压力。许多家庭面临着焦虑、自卑、愧疚以及其他负面情绪，同时有一系列的实际问题，比如无法获得教育机会、无法获得尊重、无法工作等。

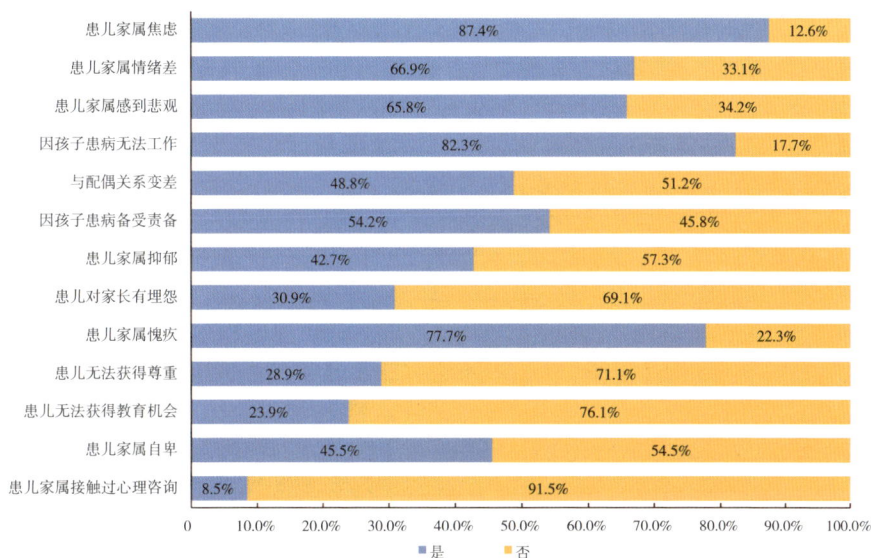

图 3-4　地中海贫血对患儿家属的影响

三、本章小结

本章探讨了地中海贫血对儿童生命健康的严重危害。地中海贫血的发病机制主要涉及珠蛋白基因突变导致的无效造血和溶血性贫血，以及铁代谢紊乱引发的多器官损害，具体表现为脏器功能受损、贫血、肝脏与脾脏扩大、骨骼问题、生长发育迟缓、骨质疏松、心脏疾病、感染、胆石症等多种并发症。本次调研数据显示，骨质疏松和肝脏疾病是最常见的并发症，分别占 45.6% 和 36.7%。

　　地中海贫血不仅对患者的健康造成直接影响，还带来了严重的间接危害。患儿普遍面临心理压力，许多患儿表示担心被取笑，在社交环境中感到紧张和害羞。患儿对学校的感受普遍消极，许多患儿表示对学校缺乏兴趣，甚至希望不去上学。此外，照护人员也面临着较大的精神、时间和经济压力，家庭成员在心理、情绪和社会方面承受了相当大的压力，许多家庭因病致贫。

第四章　中国重症地中海贫血
筛诊治需要加强

　　我国对重症地中海贫血的防控方式主要是进行婚前和孕前基因筛查，治疗措施主要包括输血、祛铁和造血干细胞移植等方式。为了减少地中海贫血患者的出生率和改善患者的治疗情况，国家和地方政府已经采取了一系列筛查和诊疗举措，主要包括婚前和孕前基因筛查，以及输血、祛铁和造血干细胞移植等治疗方法。在本章中，我们将进一步分析调研数据，评估患儿实际享受到具体服务的成效，并指出实际成效与政策设计之间存在的差距，具体表现在筛查普及率低、治疗规范性差、费用高昂等方面，为今后的地中海贫血防控工作提供研究支撑。

一、筛查诊断现状与挑战

　　本章介绍了地中海贫血患儿父母婚检、孕检以及基因筛查情况，以及地贫患儿父母对地贫的了解渠道和知晓程度。

　　（一）地中海贫血患儿父母婚检、孕检以及基因筛查情况

1. 地贫患儿父母进行过婚检的占 35.4%，不到三成进行过基因筛查

　　如表 4-1 所示，在全部人群中，35.4% 的家庭曾进行过婚检，53.3%的家庭没有进行婚检，而 11.3% 的家庭对此并不清楚。

表4-1 地贫患儿父母婚检及婚检是否包含基因筛查分布情况

省份	是否婚检			婚检是否包含基因筛查		
	是（%）	否（%）	不清楚（%）	是（%）	否（%）	不清楚（%）
广西	35.5	53.7	10.8	32.5	33.3	34.2
广东	26.3	65.7	8.1	40.0	32.0	28.0
江西	49.1	42.1	8.8	10.7	64.3	25.0
贵州	14.8	65.6	19.7	44.4	11.1	44.4
海南	22.9	61.0	16.1	53.6	28.6	17.9
湖南	59.6	36.2	4.3	7.1	78.6	14.3
云南	47.1	39.2	13.7	24.0	64.0	12.0
福建	45.5	54.5	0.0	20.0	40.0	40.0
全部	35.4	53.3	11.3	27.6	46.1	26.3

2. 进行过孕检的家庭占比65.6%，其中20%的家庭进行过基因筛查

如表4-2所示，在全部家庭中，65.6%的家庭表示曾进行过孕检，25.8%的家庭表示没有进行孕检，而8.6%的家庭对此并不清楚，各省份之间存在明显差异。

在全部孕检家庭中，20.1%的家庭表示孕检包含了基因筛查，62.5%的家庭表示进行过孕检但未包含基因筛查，而17.4%的家庭对此并不清楚。

表4-2 地贫患儿父母孕检及孕检是否包含基因筛查分布情况

省份	是否孕检			孕检是否包含基因筛查		
	是（%）	否（%）	不清楚（%）	是（%）	否（%）	不清楚（%）
广西	63.0	27.0	9.9	20.6	57.8	21.6
广东	54.1	37.8	8.2	30.2	50.9	18.9
江西	58.9	28.6	12.5	12.1	84.8	3.0
贵州	66.7	17.5	15.8	25.6	46.2	28.2
海南	55.1	36.4	8.5	25.8	51.5	22.7
湖南	91.5	6.4	2.1	9.3	83.7	7.0
云南	82.4	9.8	7.8	23.3	62.8	14.0
福建	81.8	0.0	18.2	33.3	66.7	0.0
全部	65.6	25.8	8.6	20.1	62.5	17.4

经过数年推进，我国主要省份地贫患儿父母婚检、孕检覆盖率得到了改善，以广西为例，截至 2022 年，广西已有 1800 万人次得到了地贫的筛查、基因诊断、产前诊断等服务，避免了 1.55 万多例重型地贫胎儿的出生。[①]

（二）地贫患儿父母对地贫的了解渠道和知晓程度

1. 病友是患儿父母了解地贫知识的首要途径，其次才是医疗专业人员

图 4-1 为本研究中患儿父母对地中海贫血的了解途径分布情况，结果显示本研究所调查患儿父母获取地中海贫血知识的首要途径是病友，占比达到 33.52%，其次是医疗专业人员，占比 22.10%。

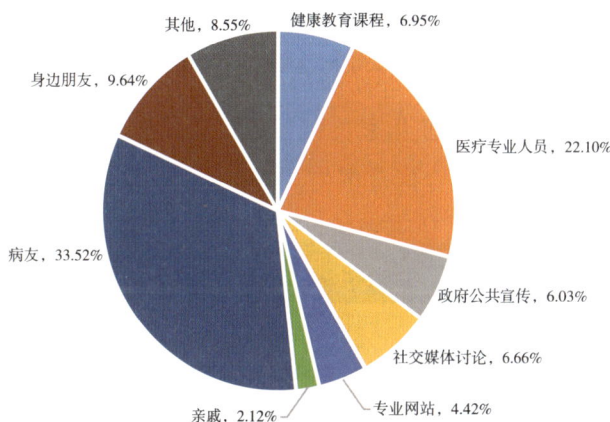

图 4-1　患儿父母对地中海贫血的了解途径

2. 将近 95% 的患儿父母是在孩子患病后才了解地中海贫血的

图 4-2 为本研究中患儿父母对地中海贫血的了解时间分布情况，结果显示患儿父母了解地中海贫血知识的时间主要集中在患儿患病后，占比达到 94.86%，时间在产前阶段的占比 2.40%，在孕前和婚前阶段的占比较少，分别为 1.26% 和 1.49%。这些结果反映了患儿父母了解地中海贫血知识的

---

① 广西科学第一附属医院.《中国医院院长》专访陈俊强院长：地中海贫血防治的"广西模式"［EB/OL］.［2024-03-11］. https://www.gxmuyfy.cn/news/newsmtgz/26880.html.

时间分布存在明显差异。

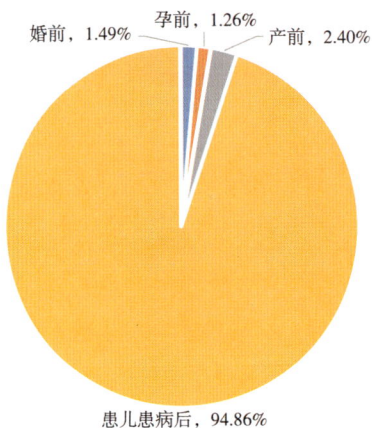

婚前，1.49%　　孕前，1.26%　　产前，2.40%

患儿患病后，94.86%

图 4-2　患儿父母对地中海贫血的了解时间

3. 有两成患儿父母不知道孩子患病原因

图 4-3 为本研究全部患儿家长和各主要省份患儿家长是否知道患儿致病原因情况，结果显示全国范围内，80.0% 的患儿家长知道患儿的致病原因，而 20.0% 的患儿家长不知道。这表明在全国范围内，大多数患儿家长对孩子的致病原因有一定的了解，但也有部分患儿家长尚未获得相关信息。

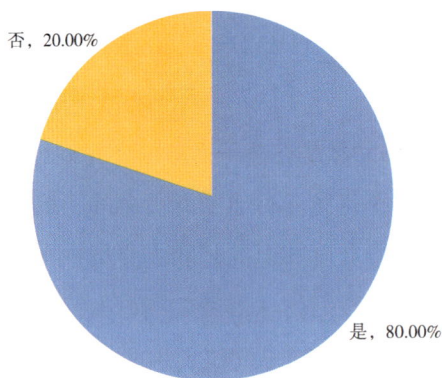

否，20.00%

是，80.00%

图 4-3　患儿家长是否知道患儿致病原因情况

如图 4-4 所示，在各主要省份中，广西的患儿家长知道患儿致病原因的比例为79.3%，略低于全国平均水平。这意味着在广西的部分家庭中，家长对患儿的致病原因尚未充分了解。类似地，海南省的患儿家长知道患儿致病原因的比例为73.7%，也低于全国平均水平。这表明在海南省的部分家庭中，患儿家长对患儿的致病原因的认知程度相对较低。然而，在其他省份如广东、江西、湖南和云南，患儿家长知道患儿致病原因的比例均超过80%，高于全国平均水平。这意味着在这些省份的大多数家庭中，患儿的致病原因得到了相对较高的认知。另外，在福建，只有70.0%的患儿家长知道患儿的致病原因，低于全国平均水平。这说明在福建的一些家庭中，患儿家长对患儿的致病原因的认知程度相对较低。

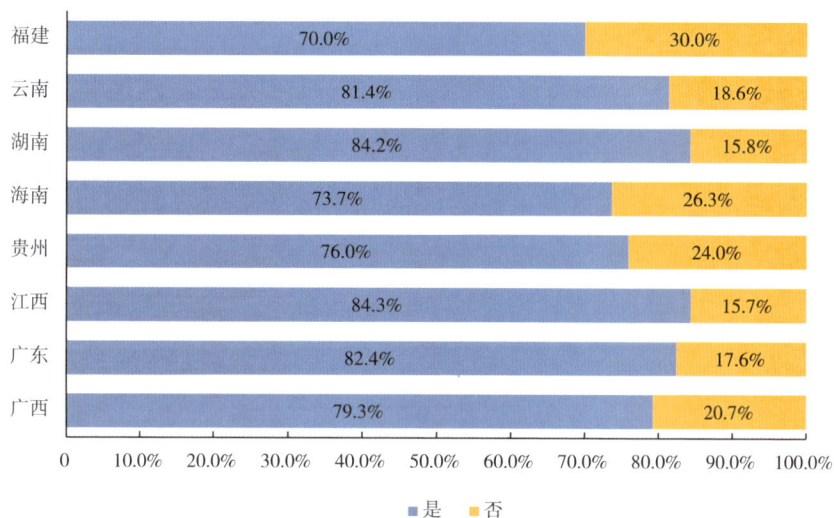

图4-4　各主要省份患儿家长是否知道患儿致病原因情况

二、治疗现状与存在问题

（一）地贫患儿输血治疗的基本情况

1. 将近一半的地贫患儿在县/县级市属医疗机构输血

如图4-5所示，在患儿输血过程中，22.98%的医疗机构属于省/自治区／直辖市及以上级别，29.21% 的医疗机构属于省辖市／地区／直辖市区级别，而 47.81% 的医疗机构则属于县／县级市级别。

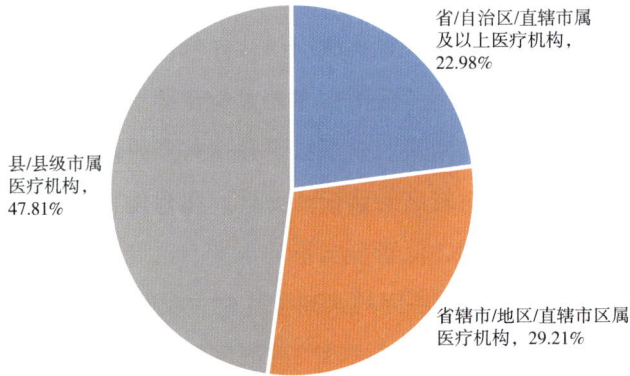

图 4-5　地贫患儿输血地点分布情况

2. 离家近是选择输血地点的首要原因

图 4-6 为本研究地贫患儿选择输血地点的原因情况，大部分患者选择输血地点的首要原因是离家近，占比 38.02%。18.71% 的人选择了有充足血源作为选择输血地点的考虑因素。其他原因包括报销比例高、医生技术水平高、医院医疗条件好、参考他人输血经历以及其他未具体列明的原因。

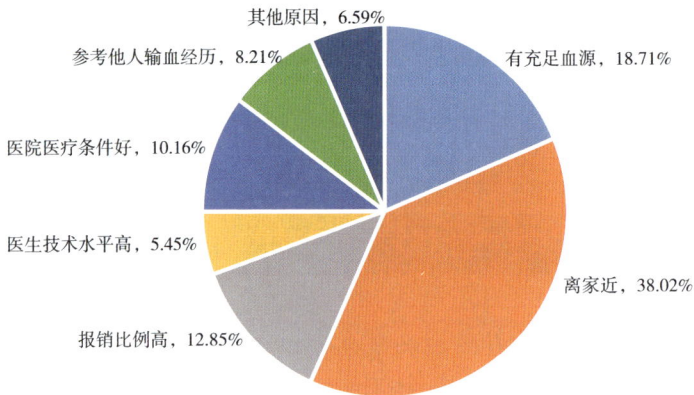

图 4-6　地贫患儿选择输血地点的原因

（二）是否规范输血以及不良反应情况

1. 血源不足是八成地贫患儿未规范输血的主要原因

如图 4-7 所示，80.85% 的患儿未能做到规范输血。造成无法规范输血的原因包括缺乏充足血源（63.41%）、输血引发不良反应（1.74%）、输血费用昂贵（22.18%）以及其他未具体列明的原因（12.66%），如图 4-8 所示。

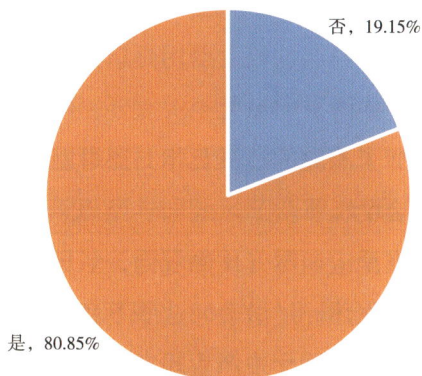

否，19.15%

是，80.85%

图 4-7　地贫患儿是否无法规范输血

下面具体分析造成地贫患儿无法规范输血的主要原因。

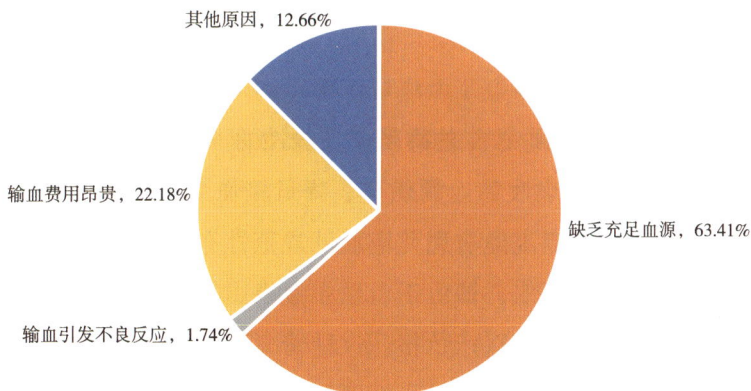

其他原因，12.66%

输血费用昂贵，22.18%

输血引发不良反应，1.74%

缺乏充足血源，63.41%

图 4-8　地贫患儿无法规范输血原因

（1）缺乏充足血源。血源不足是导致患儿无法规范输血的最主要原因。由于血液资源的有限性，许多需要输血治疗的患儿面临血源供应不足的问题。血源不足不仅增加了患儿及其家庭的医疗负担，还可能导致治疗的延误。患儿可能需要等待更长的时间才能获得必要的输血，从而影响病情的恢复。此外，血源不足还可能导致血站采取紧急措施，如限制输血资格或优先考虑重症患者，从而使一些患儿无法及时进行输血治疗或只能接受部分输血，这不仅增加了患儿的痛苦，还可能影响治疗效果。

（2）输血费用昂贵。高昂的输血费用是患儿无法规范输血的另一大因素。尽管输血治疗对地中海贫血患儿至关重要，但高昂的费用使许多家庭难以承担。这不仅增加了家庭的经济负担，还可能导致患儿无法按时接受输血治疗，从而影响治疗效果。

（3）输血引发不良反应。尽管比例较低，但仍有部分患儿在输血过程中出现了不良反应，如发热、过敏等。这些不良反应不仅增加了治疗的风险，还可能导致患儿在后续治疗中产生顾虑，从而影响治疗的规范性和安全性。

（4）其他未具体列明的原因。此外，还有一些其他因素影响了患儿的规范输血，可能包括但不限于交通不便、医疗机构距离远、医疗服务水平不高等。

上述结果揭示了地贫患儿无法规范输血的一些主要原因和情况，无法规范输血可能导致治疗效果的降低、安全性的下降或不良反应的发生。因此，需要采取措施来改善血源供应、降低输血费用、减少不良反应，并加强宣传教育，以提高地贫患儿输血的规范性和安全性。此外，本结果反映出一个严峻的现实，即由于血站血液供应不足，导致需要输血治疗的患儿面临更加沉重的医疗负担。这种情况不仅增加了患儿及其家庭的经济压力，还可能对他们的身心健康产生不利影响。血液不足意味着患儿可能需要等待更长的时间才能获得必要的输血，这可能延误治疗，影响病情的恢复。此外血液供应不足还可能迫使血站采取紧急措施，如限制输血资格或优先考虑重症患者，这可能使一些患儿无法及时进行输血治疗，或者只能接受部分输血，这不仅增加了患儿的痛苦，还可能影响治疗效果。

2. 将近四成地贫患儿在输血时有过发热、过敏、溶血等不良反应

如图 4-9 所示，大部分患儿（61.80%）在输血过程中没有发生不良反应。但仍有 38.20% 的患儿出现了不同类型的不良反应。其中，9.31% 的患儿出现了发热反应，15.98% 的患儿出现了过敏反应，6.24% 的患儿出现了溶血反应，还有 6.67% 的患儿出现了其他未具体列明的不良反应。

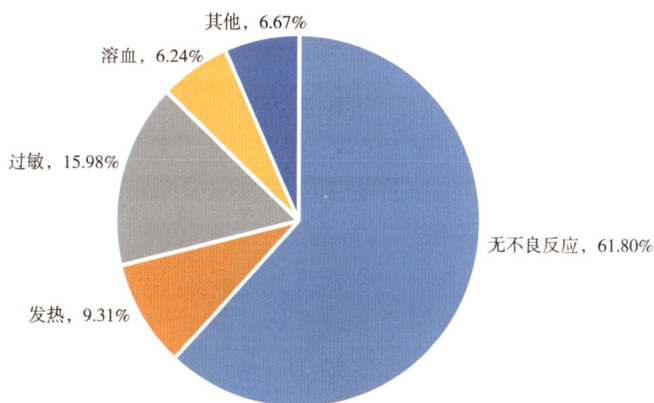

图 4-9　地贫患儿输血不良反应情况

（三）常用祛铁药物以及是否规范用药

1. 一半以上的地贫患儿以地拉罗司为常用祛铁药物

如图 4-10 所示，地拉罗司是最常用的祛铁药物，使用率达 52.20%。去铁胺和去铁酮的使用率分为 25.85% 和 18.65%。这些结果对于了解地贫患儿在临床治疗中使用的主要祛铁药物种类具有重要意义，为医生和医疗机构提供参考，有助于优化治疗方案，有效管理地贫患儿的铁过载情况。

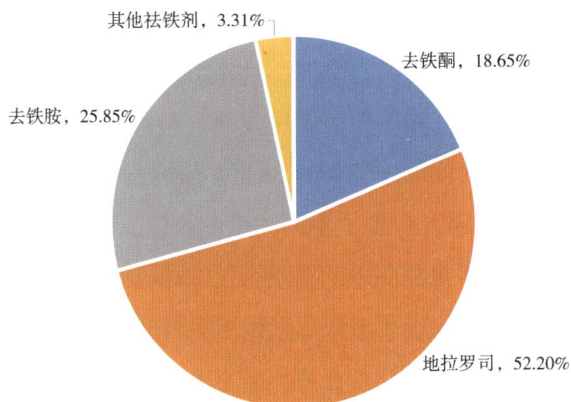

图 4-10　地贫患儿使用主要祛铁药物种类

2. 六成地贫患儿曾经中断用药，费用昂贵是主要原因

37.8% 的患儿未中断用药，即按照医嘱正确使用祛铁药物。62.2% 的患儿曾发生中断用药的情况，如图 4-11 所示，其中 43.25% 的患儿中断用药是因为药物费用昂贵。这可能是由于高药价导致患者或其家庭负担艰难，无法继续购买或使用药物。8.72% 的患儿中断用药是因为祛铁药物引发了不良反应。这可能包括严重的副作用或不适应症状，导致患者无法继续使用药物。25.98% 的中断用药是因为缺乏充足祛铁药物。这可能是由于药物供应不足或无法满足患者的需求，导致患者无法继续用药。还有部分患者及家庭认识不到铁过载带来的危害，不能坚持规律祛铁治疗，应加强健康宣教。

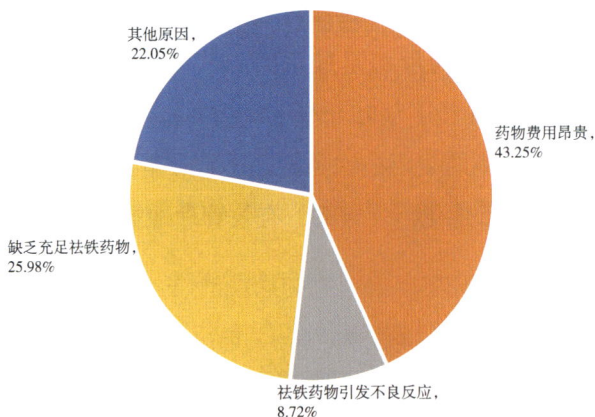

图 4-11　地贫患儿中断用药原因

中断用药可能对患者的治疗效果产生不利影响，因此需要针对不同原因采取相应的措施，以促进地贫患儿用药的连续性和有效性。这可能包括采取措施降低药物费用、管理和处理不良反应、提供充足的药物供应以及进一步了解其他原因并寻求解决方案。

（四）输血治疗时间

1. 从发现症状到确诊再到开始输血治疗的时间较长

如表4-3所示，1岁及以下就发现症状的占比75.9%，确诊的占69.7%，而开始输血治疗的却只占39.2%。而随着年龄增长，发现症状的患儿数量逐渐减少。尽管大部分地贫患儿在1岁及以下就被发现贫血症状，但该年龄段确诊地中海贫血的比例低于发现症状的比例，而大于3岁确诊的儿童比例高于大于3岁发现贫血症状的比例，表明从发现症状到确诊存在一定时间间隔，提示基层医生的诊断能力有待提高，以缩短发病到确诊所用时间。与确诊年龄相比，3岁以后才开始输血治疗的患儿比例达到42.9%，高于1岁及以下患儿，这提示促进及早干预和输血治疗的政策具有较大实践空间。

表4-3　地贫患儿发现症状、确诊及开始输血治疗的年龄分布情况

年龄	发现症状（%）	确诊（%）	开始输血治疗（%）
1岁及以下	75.9	69.7	39.2
1～2岁	7.2	9.7	7.9
2～3岁	7.9	8.4	10.0
大于3岁	9.0	12.2	42.9

2. 输血祛铁治疗时间大于5年的占一半以上

如图4-12所示，首先，36.25%的患儿输血祛铁治疗已经进行了5～10年，这是占比最多的输血祛铁治疗时长。其次是总计输血祛铁治疗时间小于等于3年的30.42%，接着是总计输血祛铁治疗时间为3～5年的18.33%，最后是总计输血祛铁治疗时间大于10年的15.0%。

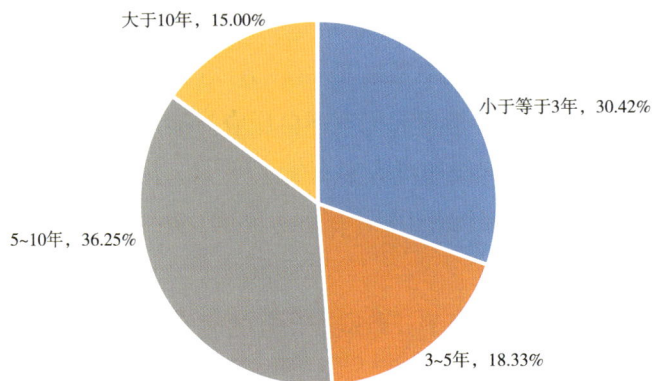

图 4-12　地贫患儿总计输血祛铁治疗时间

这些数据揭示了地中海贫血患儿的输血祛铁治疗时间具有明显的特殊性。需要医疗系统、家庭和社会的共同努力，以确保治疗的规范性、可持续性和效果。（1）长期治疗的普遍性。输血祛铁治疗是一项长期的过程，特别是对重型地中海贫血患儿来说，这一过程可能持续多年。36.25% 的患儿已经进行了 5 ~ 10 年的输血祛铁治疗，这表明输血祛铁治疗是一个长期且持久的过程。长时间的治疗不仅需要患儿和家庭的高度配合与坚持，还需要医疗系统的持续支持。（2）长期输血祛铁治疗需要高度的规范性和可持续性。36.25% 的患儿已经进行了 5 ~ 10 年的输血祛铁治疗，这要求医疗系统不仅要有稳定的血源供应，还要有持续的药物供给和技术支持。此外，长期治疗还需要地贫患儿和家庭的积极配合与坚持，以确保治疗的效果。

3. 治疗时间大于 5 年的占 60% 以上

如图 4-13 所示，治疗时间从患儿开始输血治疗起计算，首先，20.84% 的患儿在 3 年内接受治疗，这可能是由于患儿的疾病发现较早，或者得到了及时的治疗和干预。其次，18.84% 患儿的治疗时间在 3 ~ 5 年，这意味着这些患儿在疾病治疗和管理方面的时间跨度介于 3 ~ 5 年。这个时间段可能代表了一些患儿治疗过程中的中等持续时间。再次，34.67% 的患儿在 5 ~ 10 年的治疗时间段内，这表明这些患儿在疾病治疗和管理方面已经接受了较长时间的支持和干预。这可能表示了患儿需要较长时间的治疗过程，以达到疾病的控制和管理。最后，25.65% 的患儿在大于 10 年的治疗时间段内。这意味着这些患儿已经接受超过 10 年的治疗和管理。这表明这些患儿面临着长期的疾病挑战，需要持续的医疗和支持。

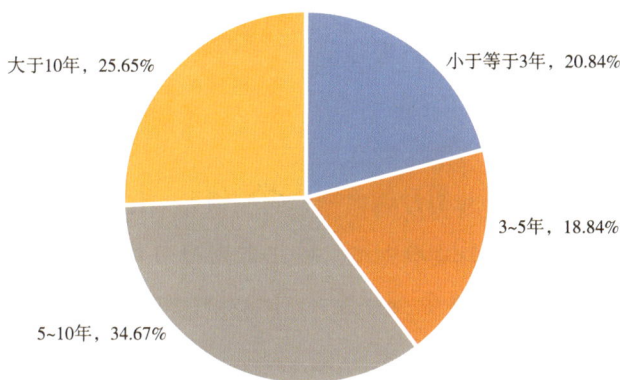

图 4-13　地贫患儿总计治疗时间

三、治疗费用报销与家庭经济压力

（一）地贫输血治疗开支与报销

1. 患儿平均每月输血费用为 1600 多元，平均每月祛铁费用为 1800 多元

如表 4-4 所示，30.1% 的患儿每月输血费用在 500 ~ 1000 元，其次是 22.0% 的患儿每月输血费用在 1501 ~ 2000 元，接着是 21.8% 的患儿每月输血费用在 1001 ~ 1500 元。每月输血费用小于 500 元的患儿有 13.2%，而每月输血费用大于 2000 元的患儿占比 12.9%。此外，28.8% 的患儿每月祛铁费用在 500 ~ 1000 元，这是占比最高的祛铁费用范围。其次是 21.6% 的患儿每月祛铁费用小于 500 元，接着是 16.3% 的患儿每月祛铁费用在 1501 ~ 2000 元。每月祛铁费用在 1001 ~ 1500 元范围内的患儿占总数的 13.9%，而每月祛铁费用大于 2000 元的患儿占总数的 19.4%。这表明患儿家庭每月因输血、祛铁费用造成的负担较大。

表4-4　地贫患儿每月输血祛铁费用分布情况

费用	输血（%）	祛铁（%）
小于 500 元	13.2	21.6
500～1000 元	30.1	28.8
1001～1500 元	21.8	13.9
1501～2000 元	22.0	16.3
大于 2000 元	12.9	19.4

表 4-5 为本研究患儿每月输血祛铁费用情况，患儿平均每月输血费用为 1621.8 元，中位数为 1200.0 元；患儿平均每月祛铁费用为 1813.7 元，中位数为 1000.0 元。这些数据还会随着患儿年龄增长、体重增加而逐渐上升。

表4-5　地贫患儿每月输血祛铁费用情况

项目	均值	中位数
患儿每月输血费用（元）	1621.8	1200.0
患儿每月祛铁费用（元）	1813.7	1000.0

2. 超过四成的地贫患儿每月治疗的住宿交通费低于 500 元，但大于 2000 元的也占三成

如表 4-6 所示，43.8% 的患儿每月输血祛铁交通住宿费用合计小于 500 元。13.0% 的患儿每月输血祛铁交通住宿费用在 500～1000 元，6.0% 的患儿每月输血祛铁交通住宿费用在 1501～2000 元。2.8% 的患儿每月输血祛铁交通住宿费用在 1001～1500 元，而每月输血祛铁交通住宿费用大于 2000 元的患儿占总数的 34.4%。此外，53.2% 患儿的每月营养费用小于 500 元。这个范围占主要比例，可能反映了一部分患儿受家庭经济条件的限制，导致在营养补充方面选择更经济实惠的选项。另外，17.0% 患儿的营养费用在 500～1000 元。这一范围的费用表明一部分患儿所需的营养补充较为适度，可能包括一些基本的补充剂和食品。稍高一些的费用是 1001～1500 元，其中 5.0% 患儿的费用分布在这个范围内。这可能意味着

这些患儿需要更专门的营养补充或特殊的饮食需求，以满足其体内对特定营养素的额外需求。另外，7.2% 患儿的营养费用在 1501～2000 元。这一范围的费用可能涉及更为复杂和高级的营养方案，可能包括定制的膳食方案或进口的高营养价值补充剂。最后 17.6% 患儿的每月营养费用超过 2000元。这些结果对于了解患儿每月交通住宿费用合计的分布情况具有重要意义。了解费用的范围和分布有助于评估治疗的整体经济负担，同时提供了设计指导患者支持计划和相关政策的依据。

表 4-6　地贫患儿每月输血祛铁交通住宿费及营养费分布

费用	交通住宿费（%）	营养费（%）
小于 500 元	43.8	53.2
500～1000 元	13.0	17.0
1001～1500 元	2.8	5.0
1501～2000 元	6.0	7.2
大于 2000 元	34.4	17.6

表 4-7 为本研究患儿每月输血祛铁交通住宿费及营养费情况，患儿平均每月输血祛铁交通住宿费为 7101.4 元，中位数为 1000.0 元；患儿平均每月输血祛铁营养费为 5226.3 元，中位数为 500.0 元。患儿平均每月输血祛铁交通住宿费及营养费的均值远大于中位数，这提示部分人花费可能远高于平均水平。

表 4-7　地贫患儿每月输血祛铁交通住宿费及营养费情况

项目	均值	中位数
患儿每月输血祛铁交通住宿费（元）	7101.4	1000.0
患儿每月输血祛铁营养费（元）	5226.3	500.0

3. 地贫患儿输血祛铁合计费用将近 20 万元，实际报销比例为 58.1%

如表 4-8 所示，患儿输血祛铁的总费用较高，均值为 19.8 万元，中位数为 12.0 万元，说明费用的中间值较低，这可能意味着一部分患儿的费用较高，拉高了均值。此外，患儿输血的医保报销数目相对较低，均值为

11.5万元，中位数为5.0万元，说明平均报销费用和中间报销费用较低。

表4-8 地贫患儿输血祛铁费用及报销情况

项目	均值	中位数
患儿输血祛铁的合计费用（万元）	19.8	12.0
患儿输血的医保报销数目（万元）	11.5	5.0

注：本研究数据为患儿自诊断至2023年8月期间的费用。

（二）地贫儿童患者移植治疗及费用情况

1. 患者的年龄与身体状况、手术的成功率与治疗效果是移植的首要考虑因素

图4-14为影响本研究患儿是否手术和选择医院的原因，这些原因涉及患者的年龄和身体状况（19.08%），病情的严重程度（6.31%），手术费用和医疗保险覆盖范围（14.77%），移植手术的成功率、并发症风险和治疗效果（18.26%），患者是否有合适的供体（9.28%），医院声誉、医生经验和专业水平（14.77%），移植手术的等待时间（8.46%），患者和家庭对手术的态度和意见（4.75%），以及其他因素（4.31%）。这些因素对患者是否进行手术以及选择医院都具有重要意义。例如，患者的年龄和身体状况可能影响手术的适用性，病情的严重程度可能影响手术的紧急性和风险评估，手术费用和医疗保险覆盖范围可能影响患者的经济承受能力，移植手术的成功率、并发症风险和治疗效果可能影响患者对手术的信心，患者是否有合适的供体可能影响手术的可行性，医院声誉、医生经验和专业水平可能影响患者对医疗质量的信任，移植手术的等待时间可能影响患者的紧急性和焦虑程度，患者和家庭对手术的态度和意见可能影响患者的决策，其他因素也可能在患者选择医院和是否进行手术的过程中发挥作用。

2. 八成以上患儿是异地就医

图4-15分别为本研究患儿异地就医情况及原因。未异地就医的患儿占总人数的19.36%，异地就医的患儿占比为80.64%。

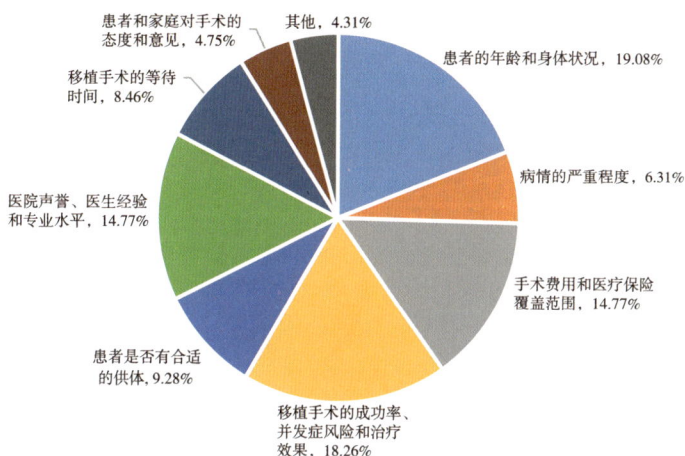

图 4-14　影响是否手术和选择医院的原因

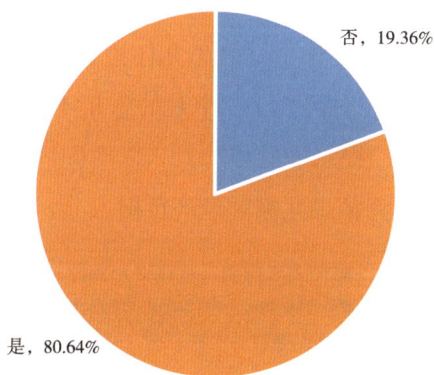

图 4-15　是否异地就医

3. 药品血源充足与医疗服务质量高是异地就医主要原因

如图 4-16 所示，异地就医的原因中，药品、血源等资源充足的比例最高，为 21.39%；医疗服务质量高占 20.72%；参考他人就诊经历占比为 13.17%；医疗环境好占 12.20%。候诊时间短和交通便捷均占 3.78%，报销比例高占 3.00%，医生服务态度好占 9.97%，其他原因占 12.00%。

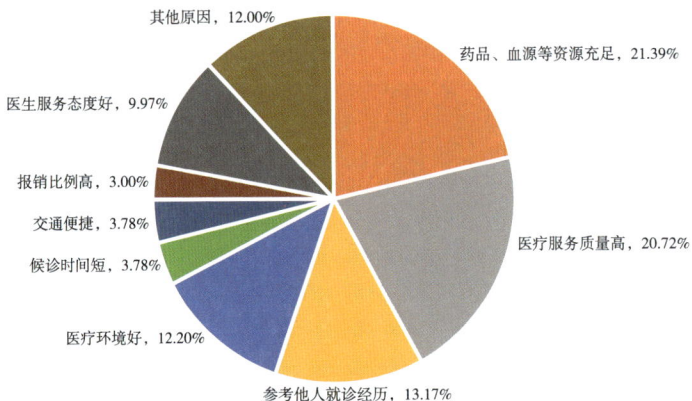

图 4-16　异地就医原因

4. 移植治疗总费用将近 35 万元，实际报销比例为 47%

表 4-9 为本研究中不同住院时间患儿从体检到入院间隔的情况，结果显示移植住院时间小于等于 1 个月的患儿体检到入院时间间隔均值最低，平均为 56.1 天；移植住院时间大于 3 个月的患儿体检到入院时间间隔均值最高，平均为 190.6 天，提示缩短体检到入院时间间隔可能有助于减少移植住院时间天数，从而降低患儿家庭经济负担。

表 4-9　不同住院时间患儿从体检到入院间隔天数

移植住院时间	体检到入院时间间隔均值（天）	体检到入院时间间隔中位数（天）
小于等于 1 个月	56.1	50.0
1~2 个月	189.2	100.0
2~3 个月	150.4	114.0
大于 3 个月	190.6	120.0

如表 4-10 所示，启动移植的准备金额的均值为 23.15 万元，中位数为 20.00 万元。移植治疗前祛铁药物费用的均值为 5.70 万元，中位数为 3.00 万元。移植治疗住院押金的均值为 12.73 万元，中位数为 10.00 万元。

表 4-10　移植治疗前花费情况

项目	均值	中位数
移植治疗前的准备费用（万元）	23.15	20.00
移植治疗前祛铁药物费用（万元）	5.70	3.00
移植住院押金（万元）	12.73	10.00

表 4-11 为本研究地贫患儿移植治疗期间花费情况。移植治疗期间费用为患儿从住院到出院期间产生的费用。移植治疗期间总生活费用的均值为 4.79 万元，中位数为 3.00 万元。移植治疗期间总租房费用的均值为 2.79 万元，中位数为 2.00 万元。移植治疗期间购药费用的均值为 6.49 万元，中位数为 5.00 万元。移植治疗期间交通费用的均值为 0.47 万元，中位数为 0.30 万元。

表 4-11　移植治疗期间花费情况

项目	均值	中位数
移植治疗期间总生活费用（万元）	4.79	3.00
移植治疗期间总租房费用（万元）	2.79	2.00
移植治疗期间购药费用（万元）	6.49	5.00
移植治疗期间交通费用（万元）	0.47	0.30

表 4-12 为本研究患儿移植治疗后花费情况。患儿移植治疗后总花费均值为 21.77 万元，中位数为 18.25 万元。移植治疗后外购药费用的均值为 5.14 万元，中位数为 3.00 万元。移植治疗后租房费用的均值为 0.73 万元，中位数为 0.25 万元。移植治疗后生活开销费用的均值为 1.08 万元，中位数为 0.40 万元。这揭示了患者在进行移植治疗前后的经济支出情况，在移植治疗前，患者需要支付较高的准备费用和祛铁药物费用，同时需要准备高昂的住院押金。而在治疗期间，购药费用和租房费用也占据较大比重。术后，外购药费用和生活开销费用也是患者需要考虑的重要支出项目。

表 4-12 移植治疗后花费情况

项目	均值	中位数
移植治疗后总花费（万元）	21.77	18.25
移植治疗后外购药费用（万元）	5.14	3.00
移植治疗后租房费用（万元）	0.73	0.25
移植治疗后生活开销费用（万元）	1.08	0.40

　　表 4-13 为本研究地贫患儿移植治疗费用及报销情况，结果显示，患儿在移植治疗中其家庭承担了相当高的费用。具体来说，医保报销费用的均值远低于移植手术总费用，这意味着患儿家庭需要自己承担相当大的一部分费用。此外，报销比例的统计数据，为我们提供了患儿家庭在治疗过程中获得经济支持的信息。如果报销比例较高，那么患儿家庭需要自己承担的费用就会相对较少。如果报销比例较低，那么患儿家庭需要自己承担的费用就会相对较高。这些信息对我们了解患者的经济状况和医保覆盖程度非常有帮助。

表 4-13 移植治疗费用及报销情况

项目	均值	中位数
移植治疗总费用（万元）	34.51	33.00
自费费用（万元）	16.10	15.00
医保报销费用（万元）	17.36	16.00
报销比例（%）	47.75	50.00

注：移植治疗总费用为患儿入院后医保报销前的总体花费。

（三）地贫带来巨大家庭经济压力

1. 长期的输血祛铁治疗影响患儿家庭劳动力

　　地贫患儿需要长期输血祛铁治疗，而地贫患儿的照护人中有70%处于30~49岁年龄段，正是社会的主要劳动力。对地贫患儿的照护势必影响他们的工作。

如图 4-17 所示，根据本研究患者家属在输血祛铁治疗期间每个月陪同治疗及照顾患儿的误工天数分布情况，结果显示大部分家属每个月的误工天数集中在 2~8 天，平均为 7.4 天（总误工天数除以总人数）。这些结果反映了患儿治疗过程中对家庭经济和工作的影响。

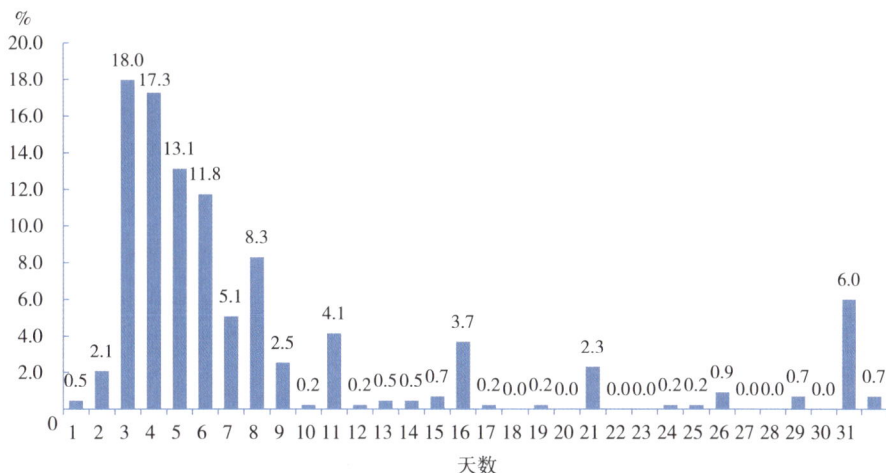

图 4-17　地贫患者家属在输血祛铁治疗期间每个月陪同治疗及照顾患儿的误工天数

2. 输血祛铁治疗期间每月生活支出高于每月收入

表 4-14 为输血祛铁治疗期间本研究家庭照料患儿每月收入及生活支出情况，结果显示输血祛铁治疗期间家庭照料患儿平均每月生活支出高于平均每月收入，提示家庭在输血祛铁治疗期间照料患儿有较大经济负担。

表 4-14　输血祛铁治疗期间家庭照料患儿每月收入及生活支出

项目	均值	中位数
家庭照料患儿每月收入（万元）	0.29	0.23
家庭照料患儿每月生活支出（万元）	0.33	0.30

3. 患儿移植手术后收入与开支的差额高达 20 多万元

手术治疗期间，患儿家庭可能需要同时面临以下几个方面的经济压力。

（1）手术费用：地中海贫血患儿需要接受骨髓移植等昂贵的手术治疗，这本身就是一笔巨大的费用。手术治疗费用包括手术费、住院费、药品费等，可能需要家庭花费数十万元甚至更多。

（2）生活支出：手术治疗期间，患儿家庭的生活支出也会大幅增加。这些支出包括食物、住宿、交通、通信、家庭日常用品等，可能需要家庭每月花费数千元。

（3）收入减少：患儿接受治疗期间，需要有一位或多位家庭成员放弃工作，或者减少工作时间来照顾患儿。这将导致家庭收入减少，增加了家庭经济负担。

（4）债务和负担：为了支付治疗费用，一些家庭可能不得不借贷或者卖掉资产。这将导致家庭负债增加，甚至可能因此陷入贫困。

根据表 4-15，本研究患儿输血祛铁的合计自费费用均值为 8.3 万元，移植治疗前准备花费均值为 5.7 万元，移植期间总生活费用均值为 4.8 万元，移植术后总花费均值为 21.8 万元，合计 40.6 万元，远高于家庭照料患儿期间合计收入 23.0 万元。

表 4-15　治疗费用与患儿家庭年收入对比

项目	均值（万元）
患儿诊断至今输血祛铁治疗的合计自费费用	8.3
移植治疗前准备花费	5.7
移植期间总生活费用	4.8
移植术后总花费	21.8
家庭照料患儿期间合计收入	23.0

注：本研究数据为患儿自诊断至 2023 年 8 月期间的费用。

4. 家庭平均负债 17 万元

一方面是照护地贫患儿带来的劳动力损失；另一方面是长期的输血祛铁治疗带来的巨大开支，收入的减少与长期的开支使地贫患儿家庭负债严重：地贫患儿家庭平均负债 17.05 万元，如表 4-16 所示。

表 4-16　地贫患儿家庭支出及负债情况

项目	均值	中位数
患儿家庭每年生活性消费支出（万元）	3.55	3.00
患儿家庭每年地贫相关药品等医疗服务支出（万元）	3.34	2.50
患儿家庭负债（万元）	17.05	15.00

四、本章小结

　　本章详细评估了我国地中海贫血筛查与诊疗的实际成效，并指出了实际成效与政策设计之间的差距。调研数据显示，尽管国家和地方政府已采取一系列防控措施，但在实际执行过程中仍存在一些需要改进的地方。

　　首先，在筛查诊断方面，尽管国家大力推行婚检和孕检，但实际覆盖率仍有提升空间。调研显示，仅有 35.4% 的家庭进行过婚检，而在进行过孕检的家庭中，只有 20.1% 的家庭包含了基因筛查。这表明，虽然婚检和孕检覆盖率有所提升，但基因筛查的普及率仍有待提高。此外，有 94.86% 的父母是在孩子患病后才了解地中海贫血，这反映了公众对地贫的认识和预防意识仍有待增强。例如，在广西，尽管已有 1800 万人次接受了地贫筛查服务，但仍有一些家庭未能及时获得相关信息。

　　在治疗服务方面，输血和祛铁是主要治疗手段，但实际执行情况仍有改进的空间。调研发现，仅有 19.15% 的患儿能够规范输血，主要原因在于缺乏充足血源（63.41%）和输血费用昂贵（22.18%）。近 40% 的患儿在输血时出现过发热、过敏、溶血等不良反应。此外，62.2% 的患儿曾因费用昂贵而中断祛铁治疗，其中 43.25% 的患儿中断用药是由于药物费用昂贵。这些数据表明，尽管治疗方案已经明确，但由于资源分配和经济负担问题，实际治疗效果仍有待提升。

　　在治疗费用方面，患儿平均每月输血费用为 1600 多元，平均每月祛铁费用为 1800 多元。尽管输血和祛铁治疗的费用有一定比例的报销，但患儿家庭仍面临较大的经济压力。统计结果显示，截至 2023 年 9 月，本研究中患儿输血祛铁的合计自费费用均值为 8.3 万元，而移植治疗前准备花费均值为 5.7 万元，移植期间总生活费用均值为 4.8 万元，移植术后总花费均值为 21.8 万元，合计 40.6 万元。这远高于家庭成员照料患儿期间合计收入 23.0 万元，导致地贫患儿家庭平均负债 17 万元。

综上所述，尽管地中海贫血的筛诊治已有政策实施和防控措施，但在实际成效方面仍存在一些差距。具体表现在筛查普及率较低、治疗规范性有待加强、费用高昂等方面。未来需要进一步加强筛查普及、优化治疗流程、提高报销比例，并加大对患者家庭的经济支持，以全面提升地中海贫血的防控效果。

第五章　地中海贫血防控实践经验分析借鉴

　　为了减少地中海贫血患者的身体负担和家庭压力，降低重型地贫患儿的出生率，国家和地方政府都制定并实施了相关政策。本章节通过介绍国家和地方政府的地中海贫血防控政策及其特点、我国地中海贫血管理组织体系和协同机制建设情况，以及我国地中海贫血防控研究、预防和治疗体系的建设情况等，对我国地中海贫血防控相关政策进行了详细的阐述和分析，并对地中海贫血防控专业技术措施和解决方案提出建议。国家层面上，国家卫健委在落实"健康中国"行动的基础上，积极推动地中海贫血防控项目的建立，同时设立地中海贫血防控专项资金，并将重型地中海贫血纳入罕见病目录，这对提升地中海贫血防控能力具有重大意义。地方政府层面，地中海贫血高发的省份均制定了相应的政策文件和项目，其中，一些地方的防控措施取得了较为显著的成效。例如，"郴州市出生缺陷防治免费基因检测服务项目"和"地贫防控梅州模式"等。这些项目通过提供免费的基因检测服务、加强孕前检查和孕期筛查等措施，有效提高了地中海贫血的防控水平。然而，地方的防控措施仍存在一些特点。以南方地区为主的防控工作相对较为重视，而部分省份的孕检普及力度较弱。为了解决这个问题，需要加强跨部门的合作与协调，建立健全信息共享的机制，促进各地区之间的经验交流与合作。同时，社会力量在地中海贫血知识的宣传和防控救治中也发挥着重要作用。

一、国外地贫防控实践与做法

（一）意大利、塞浦路斯等地中海国家

在意大利、塞浦路斯等地中海国家，地中海贫血对公共健康构成了挑战。这些国家卫生部门采取了一系列政策和方法来防控这一疾病，并取得了一定的效果。例如，在塞浦路斯、希腊、伊朗和意大利，婚前筛查地中海贫血已成为标准做法。这些措施显著降低了地贫患儿的出生率，并帮助携带地贫基因的夫妇生育健康后代。此外，基因治疗的发展为地中海贫血患者带来了新的希望。例如，欧盟委员会批准了全球首个针对 β 地中海贫血的基因疗法：Zynteglo。[①] 这种疗法通过递送功能性 β 血红蛋白基因拷贝至患者的造血干细胞，从而替代病变的 β 血红蛋白基因，为患者提供了一种可能的治愈方法。

1. 意大利在地中海贫血的防控方面采取了以下措施

（1）以社区为基础的地中海贫血防控计划：意大利的预防计划建立在社区层面，包括地中海贫血基因携带者的自愿筛查、咨询和产前筛查。实施了世界卫生组织（WHO）提出的"遗传病社区防治规划"，旨在通过社区参与提高地中海贫血的防治意识。建立了地中海贫血高层次研究中心和基层联系网点，以促进医疗保健和遗传咨询的实施。社区医生和遗传咨询人员在传达地中海贫血相关建议方面获得了公众的接受和信任，这是预防计划成功的关键因素。

（2）建立地中海贫血多中心区域网络：意大利建立了地中海贫血多中心区域网络，以标准化临床记录，这对于提高治疗质量至关重要。临床数据记录不仅用于地中海贫血患者的定期随访，还用于提供临床诊断和监测

---

① 健康界. 280 万美元！世界最昂贵药物诞生：FDA 批准首个 β - 地贫慢病毒疗法［EB/OL］.（2022-08-19）. https://www.cn-healthcare.com/articlewm/20220819/content-1420631.html.

服务。多中心区域网络使不同地中海贫血诊疗中心的数据汇集成为可能，为开展地中海贫血临床试验提供了平台。

（3）强调多中心的地中海贫血临床合作：意大利的地中海贫血多中心临床合作强调了该疾病在多个病理和治疗方面的信息共享。通过多中心合作，可以扩大患者信息量，以研究不同并发症的患病率、变异和严重程度。合作研究包括地中海贫血引发的肝脏受损、生长发育迟缓以及死亡原因等，以增进对疾病的全面理解。

2. 塞浦路斯地中海贫血防控的特点

（1）针对性宣传教育：塞浦路斯的地中海贫血防控工作特别注重对卫生人员和公众的健康教育。儿科医生、产科医生和护士会定期举行地中海贫血会议，讨论疾病的临床特征和自然病程，以此不断丰富地中海贫血的临床知识。此外，塞浦路斯还在医院、婚姻登记处和遗传咨询处等关键场所，通过大众媒体、海报和信息手册等多种方式开展公众教育。

（2）新婚夫妇地中海贫血筛查：塞浦路斯的地中海贫血预防战略是对所有计划结婚的夫妇进行地中海贫血的强制性筛查。[①]自 1983 年起，根据塞浦路斯政府与教会之间的协议，由教会举行的婚礼要求所有夫妇提供地中海贫血筛查医疗证明，确保婚前了解双方的地中海贫血基因携带状况。然而，随着 2004 年塞浦路斯加入欧盟，受到欧盟法律的影响，不再强制要求新婚夫妇提供地中海贫血基因筛查医疗证明。

（3）多样化的地中海贫血治疗方式：塞浦路斯为地中海贫血患者提供由多学科临床团队进行的持续临床和生化监测、支持性治疗。治疗措施包括更安全的输血和有效的螯合治疗，同时管理糖代谢障碍、心力衰竭等并发症，并关注患者的心理健康，以改善疾病进展和生命质量。塞浦路斯还使用新的铁超负荷诊断技术，如通过磁共振成像检测心脏铁过载情况，不断提升诊疗水平。

通过这些综合性的防控措施，塞浦路斯在地中海贫血的防治方面取得

---

① 世界卫生组织执行委员会.地中海贫血和其它血红蛋白病［EB/OL］.［2006-05-04］.
https://apps.who.int/gb/ebwha/pdf_files/EB118/B118_5-ch.pdf.

了显著成效。这些措施不仅提高了公众对地中海贫血的认识，还显著降低了新生儿地中海贫血的发病率，并通过多样化的治疗方式改善了患者的生活质量。尽管如此，地中海贫血的防控工作仍需持续的努力和创新，以应对这一全球性的公共卫生挑战。

（二）泰国、马来西亚、新加坡等东南亚国家

1. 泰国地中海贫血防控的特点

（1）积极出台预防地中海贫血的国家政策：泰国公共卫生部于 1997 年实施了地中海贫血预防和控制计划，旨在通过国家层面的努力降低地中海贫血的发病率。2005 年发布的《预防严重地中海贫血的国家政策》强调了"选择伴侣、选择怀孕、选择分娩"的主旨，要求每名孕妇都应该接受地中海贫血的遗传咨询、筛查和产前诊断。2014 年至 2016 年，泰国国家卫生安全办公室实施了一项针对怀孕女性及其伴侣的免费和自愿的地中海贫血筛查战略计划。此外，泰国玛希隆大学诗里拉医学院与华大基因等机构合作，改善地贫预防工作。[①]

（2）强调地中海贫血的产前保健：泰国的地中海贫血防控计划特别侧重于公共教育、产前筛查和产前诊断。产前保健是泰国防控战略的核心，要求携带地中海贫血基因的夫妇进行产前筛查，而高危夫妇则需进行产前诊断。如果胎儿被确定有患重型地中海贫血的高风险，医院必须提供孕妇所需的终止妊娠相关证明。

（3）合作防治地中海贫血疾病：泰国地中海贫血基金会由血液专家、医疗技术人员以及地中海贫血患者和家属共同成立，旨在提升患者及其家属对地中海贫血疾病的认识。基金会与公共卫生部紧密合作，举办年度全国地中海贫血会议，支持临床专家对地中海贫血疾病进行更深入的研究。

2. 马来西亚地中海贫血防控的特点

（1）建立地中海贫血登记处：2007 年，马来西亚卫生部建立了马来西

---

① 深圳特区报.助力出生缺陷防控，华大基因发布地中海贫血研究［EB/OL］.（2023-09-06）. https://new.qq.com/rain/a/20230906A0541V00.

亚地中海贫血登记处，该登记处汇总了卫生部下属所有医院和高等教育部下属大学医院的地中海贫血患者数据。通过这个登记处，可以获得患者的详细流行病学和临床数据，从而了解马来西亚地中海贫血的趋势。截至2013年，马来西亚地中海贫血登记处报告共有5712名登记的地中海贫血患者。[①]

（2）政府资助地中海贫血治疗费用：在马来西亚，几乎所有的地中海贫血患者都在政府资助的医院寻求治疗。医院为患者提供免费的输血和螯合疗法，减轻患者的经济负担。

3. 新加坡地中海贫血防控的特点

（1）公共健康教育和意识提升：据统计，新加坡3%~9%的人口会受到地中海贫血症的影响。新加坡政府通过公共健康教育计划提高了公众对地中海贫血的认识。这包括在学校、社区中心和通过媒体进行的教育活动，旨在增加对地中海贫血的了解，以及如何通过遗传咨询和筛查来预防该病。[②]

（2）新生儿筛查计划：新加坡实施了新生儿筛查计划，旨在早期识别可能患有地中海贫血的婴儿。这有助于及早干预，通过药物治疗和适当的医疗管理减轻病情。

（3）遗传咨询服务：为了降低地中海贫血的发病率，新加坡提供了遗传咨询服务，特别是对于有地中海贫血家族史的夫妇。这些服务旨在帮助潜在的父母了解他们的遗传风险，并讨论生育健康孩子的可能性。

（4）社区支持和资源：新加坡还提供了社区支持和资源，包括患者支持团体和信息资源，以帮助地中海贫血患者和他们的家庭应对疾病带来的挑战。

（三）三级防控有效降低重型地贫患儿出生率的国际经验

加强防控能够有效降低重型地贫患儿的出生，通过实施三级预防，国

[①] ALWI Z B, SYED-HASSAN S N R K. Thalassemia in Malaysia [J]. Hemoglobin, 2022（8）: 45-52.

[②] 百汇癌症中心. 要想排除地中海贫血症仍需进一步检测 [EB/OL]. https://www.parkwaycancercentre.com/zh/sg/news-events/news-articles/news-articles-details/ 要想排除地中海贫血症仍需进一步检测.

外一些国家成功使重型地贫患儿出生率下降 90% 以上。地中海贫血作为一种遗传性血液疾病，易防难治是它的主要特征。预防和控制是干预地中海贫血的重要措施。遗传病的防控措施主要是实施人群的三级预防，即对人群进行基因携带者的筛查、对高危妊娠进行产前诊断、选择性流产淘汰重症患儿，这是国际社会公认的防治地贫的首选措施。国外一些国家在实施了这些措施后，重型患儿的出生率得到了有效控制：不管是自愿还是强制进行筛查，重型地贫患儿的出生率都降低了 90% 以上，如表 5-1 所示。

表 5-1   国外实施地中海贫血三级预防后的效果 [1]

国家	筛查对象	自愿/强制	产前诊断	选择性流产	实施效果
意大利	婚前人群/学校学生	自愿	是	是	重型患儿出生率降低 90%
塞浦路斯	婚前人群/孕前人群	宗教强制	是	是	重型患儿出生率降低 98%
以色列	风险社区人群	自愿	是	是	无重型患儿出生
伊朗	婚前人群	法律强制	是	是	重型患儿出生率降低 93%

二、中国地贫防控策略与示范案例

（一）地中海贫血防控国家策略

近年来，国家卫健委积极贯彻落实《健康中国行动（2019—2030 年）》，[2] 指导各级医疗卫生机构通过多种形式，大力普及产前筛查等出生缺陷防治知识，针对性地开展优生咨询服务，倡导适龄生育，指导科学备孕，努力提升群众优生优育素养。2022 年 3 月，国家卫健委印发《唐氏综合征防治

---

[1]   北京天使妈妈慈善基金会，北京师范大学中国公益研究院.中国地中海贫血蓝皮书（2020）[M].北京：中国社会出版社，2021.

[2]   中华人民共和国国家卫生健康委员会.健康中国行动（2019—2030 年）[EB/OL].（2019-07-15）.https://www.nhc.gov.cn/guihuaxxs/c100133/201907/2a6ed52f1c264203b5351bdbbadd2da8.shtml.

健康教育核心信息》，①加强唐氏综合征防控和无创 DNA 产前检测知识宣传，增强群众出生缺陷防控意识。

在设立产前筛查专项资金方面，2012 年，国家卫健委启动地中海贫血防控项目，为广西等地区新婚夫妇和计划怀孕夫妇免费提供地贫筛查、产前筛查和产前诊断服务；自 2015 年起，国家地贫防控项目在广东、广西、海南等我国南方 10 个地贫高发省份普遍实施，为项目地区新婚和计划怀孕夫妇免费提供地贫筛查及后续基因检测、产前诊断等服务；自 2018 年起，福建、广西、海南、贵州 4 省（自治区）组织实施了地贫救助项目，为符合条件的 0～14 岁（含）贫困患儿提供医疗费用补助，减轻患病家庭就医负担。截至 2022 年，该项目实施地区已扩大至福建、江西等 10 个高发省（自治区、直辖市），有效减少重型地贫儿出生。天津、河北、山西、山东、河南、湖南、陕西、甘肃、宁夏 9 省份也逐步加大政府投入，将产前筛查纳入政府民生工程，免费为孕产妇提供服务。②

2023 年 9 月 18 日，国家卫健委、科学技术部、工业和信息化部、国家药品监督管理局、国家中医药管理局和中央军委后勤保障部等 6 个部门联合发布《第二批罕见病目录》，地中海贫血（重型）被正式纳入其中。此次地中海贫血（重型）被纳入罕见病目录有着重大意义，不仅有利于提升地中海贫血诊疗能力、促进药物可及、健全患者保障体系，还能帮助减轻患者沉重的经济负担，让更多患者获得拥有更有力的生命质量的希望。③

为进一步加大地贫防控力度，2023 年 11 月国家卫生健康委办公厅印

① 中华人民共和国国家卫生健康委员会.国家卫生健康委办公厅关于印发唐氏综合征等 3 种出生缺陷疾病防治健康教育核心信息的通知［EB/OL］.（2022-03-21）. http://www.nhc. gov.cn/fys/s3589/202203/f330efb8835b444c961c9896a7a04e11.shtml.
② 中华人民共和国国家卫生健康委员会.地中海贫血免费筛查地区扩大至 10 省份［EB/OL］.（2018-05-09）. https://www.nhc.gov.cn/jnr/kamtbdk/201805/d8d49007be444d9fb6f8ebc6950a6d87.shtml.
③ 中华人民共和国国家卫生健康委员会.关于公布第二批罕见病目录的通知［EB/OL］.（2023-09-20）. https://www.nhc.gov.cn/yzygj/c100068/202309/f82fb440d84e4414b3609df76bc6001d.shtml.

发通知，在 10 个省份遴选 101 家医疗机构组建全国协作网，[①] 旨在进一步发挥优质医疗资源辐射带动作用，推进落实防控、诊疗、协作、保障、病例登记和科学研究 6 项任务，在协作网单位之间及协作网单位与妇幼保健机构、基层医疗卫生机构间建立畅通的地贫防控和临床诊疗协作机制，促进资源共享，提高防治能力，推动建立预防、筛查、诊断、治疗、患者健康管理全流程服务模式。协作网以南方医科大学南方医院、广西医科大学第一附属医院为国家级牵头单位，四川大学华西第二医院为全国信息管理依托单位。2023 年 11 月 22 日，妇幼司在广州召开推进会，启动全国地贫防控协作网，并就相关工作进行部署安排。

（二）地中海贫血防控地域政策与实践

对地中海贫血的防控，我国各主要省份都制定了相应的政策文件和项目。这些文件和项目涉及基因筛查、婚前检测、产前诊断、患者管理以及宣教工作等方面。各地政府根据当地的实际情况和需求，结合国家相关政策，制定了一系列针对地中海贫血的防治措施，并通过具体的项目落实到实际工作中。这些政策文件和项目旨在加强对地中海贫血的监测、预防和治疗，提高公众对该疾病的认识，促进相关医疗资源的合理配置，以及为患者提供更好的医疗服务和关怀，其中效果较为显著的有"郴州市出生缺陷防治免费基因检测服务项目"和"地贫防控梅州模式"。

在经济状况较好的省份，已经形成了完备的地中海贫血防治政策体系，并且这些政策在实践中得到有效的执行和落实。具体而言，广西、广东、湖南和福建等省（自治区）已经建立了一系列针对地中海贫血的防控措施，从政策制定到治疗方案的实施都具备系统性和有条不紊的特点。而海南和贵州等省份主要通过政府政策引导和救助的方式来应对地中海贫血问题。这意味着在这些省份，地中海贫血的防治工作尚未形成全面系统的

[①] 中华人民共和国国家卫生健康委员会.国家卫生健康委建立全国地中海贫血防控协作网 [EB/OL].（2023-11-29）. https://www.nhc.gov.cn/fys/c100077/202311/182eb91d35dc4c5bacaa1a55d5bacc05.shtml.

框架，仍然需要依靠政府的指导和援助来提供必要的资源。

总的来说，地中海贫血在经济相对较好的省份已经得到了较为成熟的防治政策和措施的支持，而在经济状况较为落后的省份，地中海贫血防治工作还需要进一步发展和完善，以确保患者能够及时获得必要的诊断、治疗和支持。

1.湖南地中海贫血防控政策与实践及郴州市出生缺陷防治免费基因检测服务项目

一是积极推进国家地贫防控试点项目。2014年，永州市宁远县被纳入国家地贫防控试点县；2015年新增永州市江华县、新田县和郴州市宜章县、汝城县，总计5000对夫妇被纳入免费筛查范围。在国家试点项目基础上，郴州市和永州市进一步扩点增面，项目覆盖所有相关县市区。二是大力加强全省地贫项目管理。2015年，湖南省卫生健康委印发《湖南省地中海贫血防控工作规范》，明确要求全省逐级开展地贫防控适宜技术应用，目前全省均已落实。2019—2021年，全省共完成地贫筛查304.40万人、高风险对象基因检测13.47万人，对发现的重型地贫胎儿进行了知情选择医学干预。为保障服务质量，成立了以省妇幼保健院为主导，中南大学湘雅医院、湘雅二医院和省人民医院、中信湘雅生殖与遗传专科医院相关学科参与的省级技术指导组，并统筹免费婚前医学检查、免费孕前优生健康检查等项目资源，实现了全省地贫的初筛全免费服务和大数据管理。①

近年来，随着湖南省全民医保体系基本建成，职工基本医疗保险制度覆盖用人单位及其职工，城乡居民医保制度覆盖除职工基本医疗保险应参保居民以外的其他所有城乡居民。深入开展全民参保计划，实现基本医疗全覆盖。稳步提高住院医疗保障水平，2021年全省职工医保、居民医保政策范围内报销比例分别达到77.58%、69.19%。在有效保障地贫患者住院基本治疗的同时，将地中海贫血等43个慢性病、特殊疾病纳入城乡居民

---

① 湖南省医疗保障局.对人大代表《关于将重型地中海贫血临床输血治疗纳入门诊特定疾病管理的建议》的答复［EB/OL］.（2022-05-18）. https://ybj.hunan.gov.cn/ybj/jyta/202205/t20220518_24620540.html.

医保门诊管理。2019 年，湖南省医保局、湖南财政厅、卫生健康委下发了《关于进一步完善城乡居民基本医疗保险门诊医疗保障政策的通知》（湘医保发〔2019〕20 号），[①] 要求各市州合理制定地贫特殊病种的年度最高支付限额。例如，长沙市按照文件规定，确定"地中海贫血"每月药品限额为 5000 元，在协议管理医疗机构门诊输血的，按实际输血费用，城乡居民按 70% 的比例进行医保报销。据统计，目前全省有 236 名参保人员享受地贫特殊门诊待遇，每年医保基金支付 179 万元。

在国家及省级政策的指导下，湖南省郴州市启动了出生缺陷防治免费基因检测服务项目，为辖区内每位孕妇提供 1 次地中海贫血基因检测服务，由市产前诊断中心对阳性孕妇及丈夫进行遗传咨询，为其丈夫进行相应的地贫基因检测；若夫妇双方为同型携带者，经知情同意后为胎儿进行地贫基因检测；确诊为重型地贫的胎儿由夫妇双方知情后选择医学干预。截至 2020 年 12 月 31 日，郴州市累计完成 76194 例血常规检测，5498 例血红蛋白电泳检测，23221 例地贫基因检测，政府直接投入筛查总费用为 1038 万元，个人支出医疗总费用（产前诊断费、终止妊娠费）为 34 万元，政府和个人投入总成本 1072 万元。该项目的实施成果避免了 14 例输血依赖型地贫患儿的出生，可为社会节约经济成本 7392 万元，成本效果比为 76.57 万元，即每避免 1 例输血依赖型地贫患儿出生的成本为 76.57 万元，远低于其造成的社会经济负担 528 万元，成本效益比为 1：6.9，如表 5–2 所示。如考虑患者生产力成本的贴现率，项目可为社会节约经济成本 12040 万元，成本效益比为 1：11.2。[②]

---

① 湖南省医疗保障局. 关于进一步完善城乡居民基本医疗保险门诊医疗保障政策的通知［EB/OL］.（2019-12-13）. https://ybj.hunan.gov.cn/ybj/first113541/firstF/f2113606/201912/t20191213_10859808.html.
② 湖南大学公共管理学院.湖南省郴州市地中海贫血防控项目卫生经济学评估报告［R］.长沙：湖南大学公共管理学院，2021.

表 5-2　湖南省郴州市地贫防控项目经济效益分析

条目	费用（万元）/ 比值
1. 政府和个人投入成本总计	1072
2. 效果指标（避免输血依赖型地贫患儿出生例数）	14
3. 效益指标（节约社会经济负担）	7392
4. 成本－效益比	1：6.9

2. 广东地中海贫血防控政策与实践及地贫防控梅州模式

广东省委、省政府一贯高度重视地贫防治工作，2010 年起广东省在免费孕前优生项目中增加了地贫筛查项目，将地贫防控目标人群覆盖至新婚和计划怀孕夫妇。2012 年起广东省实施广东省地贫综合防控项目，每年投入 3500 万元，支持粤东粤西粤北地区地贫项目建设和孕前、产前干预，全面实施地贫防控工作。项目采用血常规加电泳两联法筛查，显著提高检测灵敏度。项目于 2015 年并入出生缺陷综合防控项目，凡双方或之一为广东省户籍的育龄夫妇，即可在婚检 / 孕期检查时免费获得地贫筛查服务，初筛之一阳性可进行免费复筛，复筛阳性双方可进行免费基因检查，同型基因携带夫妇孕期可进行免费产前诊断和遗传咨询服务，产前诊断为重型地贫胎儿，可在夫妻双方知情同意下进行免费终止妊娠。多年来，广东省不断优化孕前优生项目和地贫防控项目实施，为广大育龄群众提供更方便快捷的地贫干预服务，重型地贫患儿的产前干预率达到 90% 以上。2019 年，广东省为 78.8 万对夫妻进行免费地贫血常规初筛，发现重型地中海贫血等严重致死致残畸形儿 2838 例，采取终止妊娠措施 2730 例。地贫防控取得明显成效。[①]

经过多年探索，广东省梅州市在国家和广东省地贫防控相关政策指引下，结合本地区实际探索出"地贫防控梅州模式"，成功地减少了中重型地贫的发生，防控水平达到省内、国内领先。[②]

---

① 广东省卫生健康委员会. 广东省卫生健康委关于广东省第十三届人大三次会议第 1439 号代表建议答复的函 [EB/OL].（2020-07-03）. https://wsjkw.gd.gov.cn/zwgk_jytabl/content/post_3011454.html.

② 广东卫生在线. 地中海贫血防控，梅州多年探索结硕果 [EB/OL].［2024-11-05］. https://m.baidu.com/bh/m/detail/ar_9598781835269904610.

（1）地贫筛查、检测和诊断全免费：2009 年，梅州出台《梅州市出生缺陷干预工作方案》，实行免费婚检、孕检和新生儿疾病筛查，其中就包括地贫筛查项目。2014 年 8 起，梅州又进一步健全完善出生缺陷防控"三道防线"，将"提高地中海贫血筛查率，重型地贫发生数下降 50%"列为民生实事，免费为地贫筛查阳性的孕期夫妻进行地贫基因检测（夫妻筛查单阳进行地贫基因检测）。2011 年广东省启动地贫防控项目，并于 2017 年将地贫防控项目纳入全省出生缺陷防控项目中。省、市方案的融合，加大了地贫防控减免范围，实现了婚检、孕检、产前诊断和新生儿疾病筛查各个环节中地贫筛查、基因检测和产前诊断全程免费，极大推动了地贫防控工作的发展。自 2012 年初至年底，梅州全市已筛查 602495 例新生儿，其中地贫阳性 84220 例，2021 年新生儿疾病筛查率为 99.12%，全部地贫新生儿得到了及时干预和健康指导。目前，孕妇的地贫筛查率已超过 95%，基因检测率＞90%，有效管理率＞90%，夫妻携带同型地贫基因的孕妇都得到及时的产前诊断和遗传咨询。

（2）建立市县镇三级防控网络：为使地贫防控工作顺利开展，梅州市卫生健康局积极加强与各有关部门的沟通协调，有序推进各项工作。同时，主动开展便民服务，抓住婚检这个关键环节，积极探索婚前孕前检查有机结合，在省内率先实行了"一站式"服务模式，将地贫防控的关口前移，在全市各县（市、区）婚姻登记处，专门设立免费婚前健康检查服务点，提供宣传、咨询、检查等服务，有效提高婚检率。2021 年，梅州市婚检率为 88.38%，位居全省前列。除了将地贫防控关口前移，梅州也建立了适合本地区的以市、县、镇三级网络为枢纽的地贫防控体系，在各级机构开展有效的地贫筛查、转诊、诊断、遗传咨询和产前诊断服务。同时，加强医务人员培训，组织专家到基层广泛开展针对性培训，打造了一支市、县、镇三级网络地贫防控队伍。经过多年努力，梅州市重型 β 地贫患儿出生数从 2012 年的 29 例下降到 2021 年的 1 例，下降了 96.55%，完成了市政府逐年减少重型地贫患儿出生数的目标；中间型地贫患儿出生数从 2012 年的 140 例下降到 2021 年的 92 例，降低了 34.28%，呈逐年下降趋势。2019年6月，国家卫健委、中国妇幼保健协会在梅州召开全国地贫防控项目启动会，"地贫防控梅州模式"被推荐为全国示范模式。2022年，梅州市成功实现了重型地贫新生儿零出生的目标。对于已经出生的重型地贫患者，梅州市于2021年启动了重型地贫清零计划，已成功为逾一半患者安排造血干细胞移植，对剩余患者也在寻找骨髓配型之中。

（3）广东省惠州市自2014年8月以来同样开始实施免费地中海贫血防控项目，为在该市进行孕期保健、血常规提示需要进行血红蛋白电泳检测的该市户籍孕妇提供一次免费血红蛋白电泳检测，夫妇双方或一方为该市户籍、血红蛋白电泳检测提示需要进行地贫基因检测的夫妻免费提供地贫基因检测一次，成为全省首个实施地贫筛查全流程免费的地市；2015年扩大地贫项目补助对象范围，将夫妇双方或一方为该市户籍的新婚夫妇、计划怀孕夫妇纳入补助范围，为惠州市户籍（含配偶为惠州市户籍）夫妇中初筛阳性人群免费提供一方或双方血红蛋白电泳复筛，为一方电泳阳性者提供一方或双方基因检测。自2014年以来，惠州市为77万多名孕妇提供地贫筛查服务，有效干预763例重型地贫患儿出生。惠州市政府主要做法包括以下几个方面。

首先，建立专家技术小组，确保培训到位。分别成立市、县（区）两级专家技术小组，每年由市、县（区）两级卫生健康局主办，妇幼保健机构承办，开展1~2次出生缺陷防控项目管理和技术培训班，提高卫生专业人员和管理人员的业务能力。

其次，建立月通报制度，确保质控到位。每月7日对项目进展情况进行通报，每季度在辖区联席会议上通报项目开展情况，系统录入质量，分析和反馈质控问题，通过季度工作分析和通报，追踪短板指标及整改情况，确保各县（区）按时、保质完成出生缺陷筛查任务。

再次，建立评价体系，确保监管到位。根据出生缺陷免费筛查民生实事项目的方案要求、筛查流程、技术和管理质控等，建立督导工作机制，每年组织市级专家到各县（区）开展1~2次现场指导，对医疗保健机构的项目组织管理、实验室建设、信息系统使用和报表数据上报等方面进行现场指导，并督促受检机构落实整改，持续提升服务质量。

最后，创新宣教形式、联合社会团体，促进全社会共同参与。一是与惠州市慈航公益协会、社工组织、教育部门、妇联等部门团体深度联合，深入社区、学校、工厂，利用电视、报纸、张贴海报、广播、派发宣传手册等传统宣传方式，开展育龄人群的健康教育活动，开展优生优育、出生缺陷防控知识宣讲和大型宣传义诊活动，提高群众的知晓率；二是以医疗保健机构为主体，以"世界唐氏综合征日""世界地贫日""出生缺陷宣传周"等出生缺陷主题宣传日，借助微信公众号、网络课程、直播、短视频等新媒体宣传方式，广泛宣传出生缺陷防控民生实事政策、健康知识和工作动态等；三是创新形式，将地贫患儿父母发展为健康教育志愿者，现身说法，共同参与地贫产前随访与干预工作，促进育龄夫妇对地中海贫血的认识和了解，提高群众的参与度，浓厚全社会共同参与我市出生缺陷防控工作的氛围，提高惠州市重度地贫儿的产前干预率。

3. 广西地中海贫血防控政策与实践

广西壮族自治区党委、政府于2010年5月印发《广西壮族自治区地中海贫血防治计划》，启动第一周期地贫防治计划，同年，自治区政府与卫生部签订《区部共建兴边固疆卫生惠民工程协议》，将地贫攻坚纳入共建协议内容。2018年7月自治区政府出台《广西严重类型地中海贫血胎儿零出生计划实施方案》，在全国率先启动广西严重类型地中海贫血胎儿"零出生"计划。2019年2月，自治区政府和国家卫生健康委再次签署《关于共建国家民族地区妇幼健康示范区协议》，继续将地贫防治工作纳入省部共建内容。以省部共建协议为契机，广西将地贫防治纳入广西医改"5+3"工作范畴，列入地方各级政府绩效考核内容，从政府维度推动地贫防治工作深入开展，为实现地贫防治目标提供有力保障。[①]据统计，2020年诊断为地中海贫血的参保患者为8708人，经基本医保、大病保险、医疗救助

---

① 健康中国观察. 健康中国行动 | 广西：多措并举 推动地中海贫血防治工作再上新台阶［EB/OL］.（2022-06-17）. https://www.cn-healthcare.com/articlewm/20220617/content-1383636.html.

三重保障制度报销后，患者医疗费用报销比例达到 70.9%。2021 年 4 月 9 日，广西出台了《关于做好地中海贫血患者医疗救助工作的通知》，以广西地方高发的地中海贫血作为突破口，提高地贫医疗救助标准，探索建立依申请救助机制将救助对象自申请医疗救助之日前 12 个月内发生的医疗费用，按规定计入医疗救助范围。^①2023 年广西壮族自治区卫生健康委员会发布了《自治区卫生健康委关于印发贯彻 2021—2030 年广西妇女儿童发展规划实施方案的通知》（桂卫妇幼发〔2023〕1 号），强调加强地中海贫血患者的移植治疗工作，按规定开展地中海贫血患者医疗救助，进一步减轻地中海贫血患者医疗负担。^②

4. 贵州地中海贫血防控政策与实践

贵州省于 2021 年发布《贵州省整体提升卫生健康水平攻坚行动计划（2021—2030 年）》，^③将实施妇幼健康提质专项行动作为重点任务。包括加强 3 岁以下婴幼儿照护，市（州）制订整体解决方案，统筹区域内托育服务设施建设；大力发展普惠托育机构，机关、企事业单位带头发展托育服务；落实托育机构新建托位税收、土地等优惠政策，鼓励社会力量建设托育服务设施，促进儿童早期发展；提高新生儿、儿童危急重型救治和转运能力，县域内建成儿童重型监护室，市级危重儿童和新生儿救治中心配齐转运设备；加强出生缺陷综合防治，扩大唐氏综合征和地中海贫血基因检测、先天性心脏病筛查覆盖面；落实母婴安全五项制度，创建儿童友好医院，实施儿童营养改善项目。加快妇幼保健机构标准化建设，推动省级妇幼保健特色专科和基层医疗卫生机构标准化妇幼健康门诊建设，提高妇女

---

① 广西壮族自治区医疗保障局.《关于做好地中海贫血患者医疗救助工作的通知》政策解读［EB/OL］.（2021-04-11）. http://ybj.gxzf.gov.cn/xxgk/zcfg/zcjd/zcjdtw/t9100038.shtml.

② 广西壮族自治区卫生健康委员会.自治区卫生健康委关于印发贯彻 2021-2030 年广西妇女儿童发展规划实施方案的通知［EB/OL］.（2021-04-11）. https://wsjkw.gxzf.gov.cn/xxgk_49493/fdzdgk/wsjszh/fybj/t15786288.shtml.

③ 贵州省人民政府.关于印发《贵州省整体提升卫生健康水平攻坚行动计划（2021—2030 年）》的通知［EB/OL］.（2021-12-19）. https://www.guizhou.gov.cn/zwgk/zcfg/swygwj/202112/t20211227_72137758.html.

宫颈癌和乳腺癌筛查率。到 2025 年，全省孕产妇死亡率、婴儿死亡率、5岁以下儿童死亡率分别下降到 14/10 万、4‰、6‰，每千人口拥有 3 岁以下婴幼儿托位数 3 个。到 2030 年，全省孕产妇死亡率、婴儿死亡率、5 岁以下儿童死亡率分别下降到 12/10 万、3.5‰、5.5‰，每千人口拥有 3 岁以下婴幼儿托位数达到全国平均水平。

5. 江西地中海贫血防控政策与实践

江西省属于地中海贫血高发地区之一，为帮助贫困家庭地中海贫血患者获得有效治疗，江西省慈善总会从 2009 年开始，将地中海贫血患者纳入"青苗关爱工程"项目救助范围，为患者提供 1 万~3 万元的医疗救助；同时，在 2017 年 1 月将地中海贫血干细胞移植患者列为救助对象，给予符合救助条件的患者 10 万元的医疗救助。此外，从 2016 年开始，江西省地中海贫血患儿的治疗费用通过慈善组织、药企和患儿家庭"多方共付"的创新医疗救助模式，使患儿可长期持续地接受规范治疗。2016—2017 年度，已救助贫困家庭重型地贫患者 74 人，2018—2019 年度计划救助贫困家庭重型地贫患者 84 人，共计列支专项救助资金 300 余万元。[1]

2024 年 2 月 29 日，江西省重型地中海贫血公益救助项目启动仪式在赣州召开。[2]该项目对具有江西户籍的重型地贫患者进行救助：对患有重型地贫的低收入人口，援助输血、服用祛铁药的医保报销后自付医疗费用，每人每年不超过 2 万元（2 万元以下含 2 万元按实际发生额补助），援助省内造血干细胞移植自付费用每人不超过 8 万元（8 万元以下含 8 万元按实际发生额补助）；其他重型地贫患者，援助输血、服用祛铁药的医保报销后自付医疗费用，每人每年不超过 1.2 万元（1.2 万元以下含 1.2 万元按实际发生额补助），援助省内造血干细胞移植自付费用每人不超过 5 万元（5

---

① 健康报. 江西：打出组合拳，应对"地贫病"[EB/OL].（2019-05-05）. https://www.sohu.com/a/311902539_162422.

② 赣州市人民政府. 我省重型地中海贫血公益救助项目在赣州启动［EB/OL］.（2024-03-01）. https://www.ganzhou.gov.cn/zfxxgk/c100449m/202403/f23e9307304641e5b0034a8858903d38.shtml.

万元以下含 5 万元按实际发生额补助）。

6. 海南地中海贫血防控政策与实践

为进一步减少重型地贫胎儿出生，提高出生人口素质，做好现症地贫患儿治疗保障，2018 年海南省首次把地拉罗司纳入新农合医保报销范围，2019 年海南省卫生健康委员会同有关部门研究制定了《海南省地中海贫血综合防治十条措施》，① 在普及地贫防控知识、落实地贫预防措施、提高治疗水平、做好治疗工作保障、加强监督管理、健全服务体系等方面对地中海贫血的防控进行规范。2023 年 5 月，海南"海惠帮"地中海贫血多层次医疗救助专项活动在海口启动。② "海惠帮"上线"一站式"救助平台，针对困难家庭地中海贫血患者，无力承担长期治疗的造血干细胞移植患者和需要持续输血患者进行救助。据悉，首批患者已纳入"海惠帮"救助工作中。

2023 年海南省出台了《海南省多层次医疗救助示范区建设实施方案》③，如图 5-1 所示，该方案以习近平新时代中国特色社会主义思想为指导，认真贯彻落实习近平总书记"4·13"重要讲话精神以及中央关于深化医疗保障制度改革的决策部署，坚持以人民为中心，推动多层次医疗救助机制建设。整合医疗保障、社会救助、医疗互助、慈善帮扶等资源，实施综合保障，努力办好医疗救助"一件事"，为推动海南自由贸易港建设和高质量发展提供强有力的医疗保障支撑。该方案对救助对象的救助流程进行了详细说明，为重型地中海贫血患儿的治疗与救助提供了参考。

---

① 海南省卫生健康委员会. 海南省地中海贫血综合防治十条措施［EB/OL］.（2019-11-20）. https://wst.hainan.gov.cn/swjw/xxgk/0200/0202/201911/t20191120_2707561.html.

② 央广网. 海南"海惠帮"医疗救助专项启动，水滴筹参与助力［EB/OL］.（2023-05-15）. https://tech.cnr.cn/techph/20230515/t20230515_526251881.shtml.

③ 海南省医疗保障局. 海南省多层次医疗救助示范区建设实施方案［EB/OL］.（2023-03-17）. https://ybj.hainan.gov.cn/ztzl/dccyl/202303/t20230317_3380258.html.

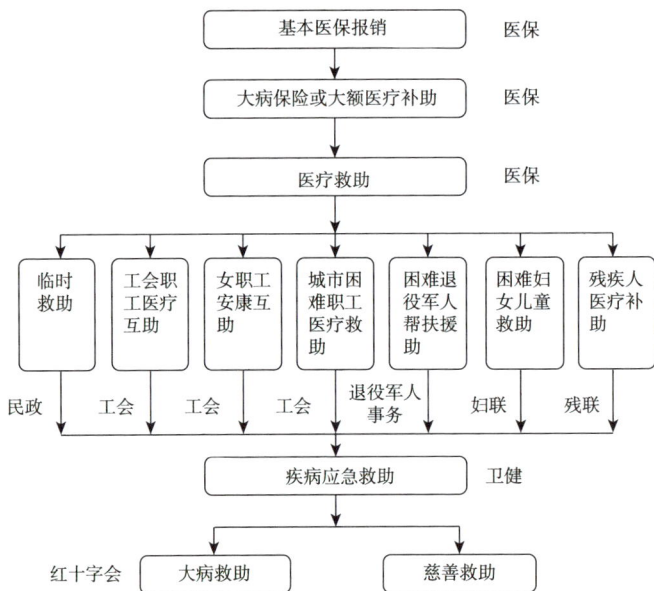

图 5-1 《海南省多层次医疗救助示范区建设实施方案》工作流程

7. 云南地中海贫血防控政策与实践

云南省卫生健康委始终将地贫综合防治作为"健康云南"建设的工作，给予推进和落实。建立筛查干预一体化综合防治服务体系，不断强化能力建设，提高地贫防治水平，加大宣传引导和工作交流，形成全社会防治地贫的合力。2012 年 8 月，云南省正式启动了地贫防治工作，10 年里，云南省地贫防治工作从传统的血液筛查到现在的高通量基因测序筛查，新技术应用引领了地中海贫血精准防治，省一院参与研发的地中海贫血高通量测序技术，在地贫防治的临床实验和试点中取得了重型地贫儿零出生的好成绩。目前，云南省已对数以几十万计的目标人群提供了相关筛查，仅 2021 年就为全省 25 万对夫妇提供免费筛查服务。近年来，通过开展地贫普筛、普诊和普治工作，重型地贫儿的出生率有了明显下降。[①]

2024 年 3 月，由云南省卫生健康委主办，云南省第一人民医院承办的

[①] 中国新闻网.全国专家齐聚昆明 共话地中海贫血防治新进展［EB/OL］.（2022-05-14）.
https://www.yn.chinanews.com.cn/news/2022/0514/68076.html.

2024年云南省出生缺陷防治人才培训班暨地中海贫血防控协作网启动会在昆明举行。①云南省地中海贫血防控协作网启动后，将开展协作网成员医院的培训工作，争取在云南省地中海贫血协作网的工作推动下，云南省地中海贫血防控工作能尽早实现地中海贫血预防、筛查、诊断、治疗等健康全方位、就医全过程系统连续诊疗服务，协助推进云南省地中海贫血防控项目实施，因地制宜开展地中海贫血筛查及后续产前诊断、遗传咨询等地中海贫血防控工作，及时落实医学干预措施，预防和减少重型地中海贫血儿出生。同时不断提升公众优生意识和健康素养，引导育龄人群主动接受地中海贫血防控服务，提高地中海贫血患者健康管理能力。

8. 福建地中海贫血防控政策与实践

福州市自2017年起开展地中海贫血防控试点项目，财政年投入约290万元，为12个县（市）区的2.3万对夫妇免费进行地中海贫血筛查，同时免费提供地贫健康教育、地贫筛查、基因检测、咨询指导和高风险夫妇孕期追踪、产前诊断、遗传咨询、高风险夫妇妊娠结局随访等服务。②福州市12个县（市）区已全面启动地中海贫血防控项目，参与婚前医学检查的新婚夫妇或免费孕前优生健康检查的计划怀孕夫妇将有机会享受这项福利。在前期试点基础上，已在所有县（市、区）全面推广地中海贫血防控试点项目。2023年福建省卫生健康委发布《福建省出生缺陷防治能力提升计划实施方案（2023—2027年）》，旨在进一步控制重型地中海贫血的增加。③

9. 中国香港地中海贫血防控的特点

（1）地贫初筛和确诊试验：香港的地贫防控措施包括血常规检测，如发现血红蛋白、平均红细胞体积和平均红细胞血红蛋白含量明显减低，疑

---

① 云南网.云南省地中海贫血防控协作网正式启动［EB/OL］.（2024-03-18）. https://m.yunnan.cn/system/2024/03/18/032978986.shtml.

② 福州市人民政府.福州市开展地中海贫血防控试点项目［EB/OL］.（2019-05-08）. https://www.fuzhou.gov.cn/zgfzzt/swjw/jdhy/zcjd/202312/t20231212_4735901.htm.

③ 福建省卫生健康委员会.福建省卫生健康委员会关于印发《福建省出生缺陷防治能力提升计划实施方案（2023—2027年）》的通知［EB/OL］.（2023-11-17）. https://wjw.fujian.gov.cn/jggk/csxx/fyjkfwc/frjk/202311/t20231124_6307603.htm.

似地贫时，可进行地贫基因分型检测以明确诊断。确诊试验利用 GPA-PCR 及 PCR 反向杂交原理，能够检测出 23 种地贫基因缺失及突变类型，检测覆盖率达 95% 以上，使受检者能够明确自己是否携带地贫基因，以及所携带的地贫基因类型。

（2）合作防治地贫疾病：香港地中海贫血基金会由血液专家、医疗技术人员以及地贫患者和家属共同成立，旨在提升患者及其家属对地贫疾病的认识。基金会与公共卫生部门紧密合作，举办年度全国地贫会议，支持临床专家对地贫疾病进行研究，促进地贫防控知识的普及和更新。

（3）关注罕见型地贫：香港在地贫防控中也关注罕见型地贫，如中国香港型（HKαα）地贫，这类罕见型地贫可能不在常规检测试剂盒的检测范围内，需要特定的检测方法才能被发现。对罕见型地贫的检测和诊断，香港采取了特异引物扩增等科研性检测方法，以避免漏诊，确保为临床提供准确的产前诊断和遗传咨询策略。

通过这些综合性措施，香港在地中海贫血的防控方面取得了显著成效。这些措施不仅提高了公众对地贫的认识，还通过有效的筛查和诊断降低了重型地贫患儿的出生率，并通过合作防治策略为患者提供了更好的支持和服务。

10. 地中海贫血地域防控措施特点

（1）区域性重点防控

防控措施以南方地区为主：针对地中海贫血，当前的防控措施主要集中在南方地区，这是因为地中海贫血患病率在南方相对较高，因此针对该地区的防治工作显得尤为迫切。

部分省份孕检普及力度弱：部分省份的孕前检测普及程度相对较低，这表明在这些地区需要加大相关工作力度，提高人们对地中海贫血的认知和关注度。

（2）逐步推进早期筛查与诊断

早期筛查和诊断对地中海贫血的防控至关重要。通过早期发现和干预，可以有效降低疾病的发病率和死亡率，减轻患者及其家庭的负担。

（3）建立专科医疗团队

多学科协作：目前建立专科医疗团队的关键是实现多学科的协作合作。该团队由不同专业领域的医护人员组成，例如儿科医生、遗传学家、血液科医生、营养师、疼痛管理专家等。他们共同合作，通过各自的专业知识和技能，为地中海贫血患者提供全面的医疗服务和管理。

协同治疗方案：专科医疗团队会共同制订治疗方案，根据患者的具体情况制订个性化的治疗计划。各专业的医护人员就患者的病情进行讨论和协商，共同评估和制定最佳的治疗策略，并定期进行团队会诊，及时调整和优化治疗方案。

共同进步和研究：建立专科医疗团队也为各专业医护人员提供了一个共同进步和研究的平台。团队成员可以分享和交流各自的经验和知识，共同讨论疑难病例并寻求最佳的解决方案。此外，团队成员还可以进行科学研究，探索地中海贫血的病因、诊断和治疗的新进展，为未来的临床实践贡献新的见解和知识。

加强各省份团队交流：加强各省份医疗团队之间的交流合作，有助于经验分享和共同进步，推动地中海贫血防控工作朝着更加科学、规范的方向发展。

通过建立专科医疗团队，可以最大限度地发挥各专业的优势，提供全面的医疗服务和管理，为地中海贫血患者提供更好的治疗和支持。这种多学科的协作和合作将有效提高患者的诊疗水平和生活质量，并推动地中海贫血防控工作朝着更加科学、规范的方向发展。

（4）促进婚育健康决策

通过教育宣传等手段，促进公众形成健康的婚育观念，降低地中海贫血的遗传风险。这包括加强对潜在夫妻的遗传咨询和指导，帮助他们作出理性的生育决策。

促进婚育健康决策意味着通过多种途径和方式，如开展健康教育宣传活动、编制相关宣传资料等，帮助公众正确认识地中海贫血的遗传风险，形成健康的婚育观念。这将有助于提高公众对地中海贫血疾病的认知水平，引导其在婚育决策中考虑遗传疾病的风险因素，从而减少疾病的遗传传播。加强对潜在夫妻的遗传咨询和指导也是促进婚育健康决策的重要举措。通过向潜在夫妻提供相关的遗传咨询服务，帮助他们了解自身的遗传风险，指导他们作出理性的婚育决策，包括生育时间、生育方式等方面的选择，从而降低地中海贫血的遗传风险，减少疾病的发生。促进婚育健康决策将有助于降低地中海贫血的遗传风险，减少疾病的遗传传播，为公众提供科学的生育指导，促进健康婚育观念的形成，从而保障个体和家庭的健康。

（5）建立疾病监测和报告制度

建立健全的疾病监测和报告制度，有助于及时了解疾病的发展趋势，为政策制定和资源配置提供科学依据。这也为未来的应对措施提供了重要的数据支持，使防控工作更加有针对性和有效。

建立疾病监测和报告制度意味着建立起一个全面、及时、精准的疾病信息收集和报告系统。通过这一系统，可以及时掌握地中海贫血疾病的发病情况、分布特点以及流行趋势，为政府部门和相关机构提供科学的数据支持，有助于及早发现疾病的流行趋势和变化规律，从而及时采取针对性的防控措施。建立疾病监测和报告制度还将为政策制定和资源配置提供科学依据。通过对疾病监测数据的分析和研究，可以为相关部门提供科学依据，指导政策的制定和资源的合理配置，使防控工作更加有针对性和有效，最大限度地降低疾病造成的危害。建立健全的疾病监测和报告制度将为未来的疾病防控工作提供重要的数据支持。通过实时监测和及时报告，可以更好地了解疾病的传播情况和发展趋势，为相关部门提供科学依据，指导其制定更加有效的防控策略和措施，保障公众的健康和安全。

（6）对边远地区基层医务人员进行培训

基层医务人员是农村和边远地区居民健康的第一道防线。通过培训，可以提高他们的专业技能和医疗服务质量，确保基层群众能够获得基本的医疗服务。通过加强基层医务人员的培训，可以有效缓解城市与农村、发达地区与边远地区之间的医疗资源不均衡问题，推动医疗服务均等化。

目前已有针对农村和边远地区基层医务人员的培训案例，如北京京妍公益基金会通过其"健康中国行"系列活动，对边远地区的基层医务人员进行了专业的培训，以提升他们对地中海贫血等疾病的诊疗能力。这些活动不仅包括义诊筛查，还涉及对基层医生的系统培训，旨在提高地贫防控工作的整体水平。在云南省西双版纳傣族自治州等地，京妍公益基金会组织了多位来自深圳市儿童医院的血液病专家，开展了针对性的培训班。这些培训班覆盖了当地妇幼保健院、乡镇卫生院等机构的基层医生，内容包括地贫的诊断、治疗、护理、康复和健康管理等方面。通过这些培训，基层医生能够获得最新的医疗知识和技能，从而更好地服务于当地社区。此外，京妍公益基金会还协调优质专家及医院资源，邀请专家开展规范化诊疗培训，并组织基层医生前往合作医院进修学习，为基层医院创造学习及提升的机会。这些措施不仅提升了基层医疗体系的服务能力，还通过科普直播、地贫科普短片和医疗纪录片等，加大了公众教育和疾病预防的力度。京妍公益基金会的这些活动，特别是对基层医务人员的培训，对于缩小城乡医疗服务差距、提高边远地区医疗服务质量具有重要意义。通过这些努力，基金会不仅帮助了地贫患儿和他们的家庭，还为边远地区的公共卫生事业作出了积极贡献。

然而目前在边远地区，基层医务人员培训方面也存在一些不足之处，如资源匮乏、人才流失、培训内容与实际需求脱节、培训方式单一、激励机制不健全等问题，为了解决这些问题，需要政府和相关部门加大投入力度，提供更多的培训资源，完善激励机制，确保培训内容与实际需求相匹配，并通过多元化的培训方式提高培训效果。同时，需要通过改善基层医务人员的工作条件和待遇，吸引更多优秀人才服务基层，从而提升边远地区的整体医疗服务水平。

（三）社会力量在地中海贫血防控救治中的作用

1. 北京京妍公益基金会

北京京妍公益基金会是于 2015 年在北京市民政局注册成立的一家慈善组织，主要开展困难儿童大病救助及重大自然灾害资助等社会公益项目，其中"筑爱地贫行动"项目主要资助困难地中海贫血儿童造血干细胞移植手术部分费用。截至 2023 年底，基金会已经与全国范围内超过 19 家地贫诊疗水平较高的医院达成合作，共救助超 1378 人次的地贫患儿，救助金额超 5488 万元，共开展 100 余场地贫知识宣教及基层医生培训活动，受益人数达 100 余万人次。

2. 北京天使妈妈慈善基金会

北京天使妈妈慈善基金会开展的"血液宝贝"项目于 2019 年 1 月 1 日正式启动，脱胎于天使妈妈限量天使项目以及 21885 项目，把原限量天使项目中包含的地中海贫血以及 21885 项目中包含的白血病、再生障碍性贫血等项目，组合成新的项目"血液宝贝"专门给予血液病患者医疗援助以及相关的咨询服务。项目共救助了 2372 名包括重型地中海贫血患儿在内的 0 ~ 18 岁困难家庭血液病患者，共为患儿捐助资金超 2.4 亿元。

3. 中国出生缺陷干预救助基金会

为加强出生缺陷防治，减少出生缺陷所致残疾，推进"健康中国"建设，中央专项彩票公益金支持出生缺陷救助项目为患有遗传代谢病、先天性结构畸形和功能性出生缺陷三类出生缺陷疾病的经济困难家庭患儿提供医疗费用补助，减轻患儿家庭医疗负担。国家卫健委联合中国出生缺陷干预救助基金会已在 4 个省份启动贫困地贫患儿救助项目，为 1000 名贫困家庭地贫患儿提供了医疗费用补助，减轻了贫困地贫患儿家庭的经济负担。

4. 广西红十字基金会

广西壮族自治区红十字基金会于 2017 年 12 月发起广西红十字天使计划"关爱生命"地中海贫血救助行动并在广西红十字基金会设立地中海贫血救助专项基金，对广西籍 14 周岁（含 14 周岁）以下需进行造血干细胞移植的贫困患儿给予医疗救助。2018 年 12 月，国家卫生健康委员会、广西壮族自治区人民政府及中国红十字会总会共同签署了《广西重型地中海贫血患者救助行动合作协议》，该项目启动后受到社会广泛关注和慷慨支持，广西医科大学第一附属医院、广西壮族自治区人民医院、柳州市工人医院、中国人民解放军联勤保障部队第九二三医院、柳州市人民医院、柳州市妇幼保健院、玉林市红十字会医院累计捐赠资金超过 50 万元；同时得到了广西某集团、上汽通用五菱汽车股份有限公司、诺华（中国）等爱心企业的鼎力支持。

5. 中国社会工作联合会

2023 年 11 月 28 日，由中国社会工作联合会主办的"关爱地贫·为生命续航——地中海贫血病公益救助项目"启动仪式在北京举行。中国社会工作联合会公益研究专项基金与江西省卫健委签署了《地贫公益救助协议》，与广州瑞风生物科技有限公司签署了《地中海贫血病公益救助战略合作框架协议》。此次公益救助项目将通过援助重型地贫患者输血、省内骨髓移植除医保报销后的自付费用，让贫困家庭的地贫患者也能得到规范的治疗，有效提高地贫患者的生活质量和预期寿命，减少地贫家庭因病致贫、因病返贫的现象。

6. 中国红十字基金会

中国红十字基金会成立了"地中海贫血儿童救助项目"，旨在为家庭困难的地中海贫血患儿提供人道支持。截至 2022 年 1 月 31 日，该项目已资助 31 名地贫患儿完成跨省造血干细胞移植治疗，累计资助款项达到 241.02 万元；计划在 2022—2024 年开展海南省地贫患儿救治项目，预计救助 100 名海南地贫患儿的任务已经完成。同时与医疗机构合作，为患儿提供专业的治疗和康复支持。

7. 北京新阳光慈善基金会

北京新阳光慈善基金会作为专注于医疗卫生服务的慈善组织，建立了世界上最大的病房学校系统。北京新阳光慈善基金会与世界卫生组织合作，推动地贫的防治工作，通过创建多个品牌项目，如"新阳光病房学校""生命的礼物""阳光骨髓库"等，为地贫患者提供综合性的支持。

8. 华大基因

2016 年华大基因成立华基金，开始免费为全国重型地贫家庭提供 HLA 配型，已帮助 5000 多个家庭进行免费配型，节约社会成本超 2000 万元。各县（市、区）医疗单位及地贫家长互助会对地贫患者进行调查，登记患者及家庭信息、免费配型情况和造血干细胞移植治疗情况等，建立全市地贫患者信息管理系统。对尚未进行 HLA 配型的患儿家庭，由华大基因免费为患者、同胞及父母提供 HLA 配型，帮助患者家庭筛选适合移植的供者，为后续的造血干细胞移植做好准备。HLA 配型市场价值 1500 元 / 人，截至 2024 年 5 月底，华基金通过线上报名、线下公益活动等方式，共收到并完成重症地贫公益样本 20859 例，涉及 7033 个家庭，其中 754 个患儿成功找到全相合配型，为重型地贫患者带来希望的曙光。

三、中外地贫防控管理策略启示

（一）地中海贫血防控管理组织体系建设

1. 组织流行病学调查与监测

进行地中海贫血的流行病学调查与监测，包括疾病的发病率、分布特点、高发群体等方面的调查研究。通过对疾病的流行规律进行监测，可以及时了解疾病的传播情况和变化趋势，为制定防控策略提供科学依据。

在流行病学调查方面，深入了解地中海贫血在不同人群中的发病率，包括年龄、性别、地域等因素对发病率的影响，有助于更精准地确定高发人群和地区。在监测方面，应建立健全的监测体系，包括建立疾病监测网络、开展定期的疾病监测和报告制度，以及利用现代信息技术手段对疾病传播数据进行实时监测和分析。通过对疾病传播动态的持续监测，可以更准确地评估疾病的风险程度，为防控策略的调整和优化提供科学依据。综合而言，流行病学调查与监测工作的开展将为地中海贫血的防控工作提供重要支持，有助于及时发现疫情变化、科学制定应对措施，最终降低疾病的发病率和传播风险，保障人民健康。

2. 建立国家出生缺陷综合防治示范区

在全国范围内建立示范区，能够全面推进出生缺陷的综合防治工作，包括地中海贫血等遗传性疾病的筛查、诊断和干预措施，从而为其他地区提供经验参考和技术支持。这一示范区将成为政府部门、专家学者和医疗机构合作的平台，促进先进的防治技术向全国范围内的医疗机构推广，以减少地中海贫血等遗传性疾病对新生儿的影响。

建立国家出生缺陷综合防治示范区将为综合防治工作提供有力支持。该示范区将整合政府部门、专家学者和医疗机构资源，形成协同合作的机制，共同开展出生缺陷的防治工作。通过示范区的实践与探索，可以积累并总结出一套行之有效的防治经验，为其他地区提供可借鉴的经验和技术指导。

示范区还将成为先进技术的推广平台。通过示范区的建设，可以将先进的地中海贫血筛查、诊断和干预技术进行集中展示和推广，使这些先进技术能够快速传播到其他地区的医疗机构中，从而提高全国范围内出生缺陷防治工作的水平和效果。通过示范区的工作实践，可以加强对遗传性疾病的筛查和诊断，提高早期干预的效率，从而降低相关疾病对婴儿健康的不良影响，为新生儿的健康保驾护航。

3. 加强对重点地区三级以下医院血液科及儿科医护人员的管理和培训

通过加强对医院血液科及儿科医护人员的管理和培训，促进医护人员的专业知识更新和技能提升，可以提高对地中海贫血疾病的诊疗水平，确保患者获得规范、及时的治疗服务。由于病人分布存在不平衡的现象，可着重加强对重点地区三级以下医院的培训。

加强对重点地区三级以下医院血液科及儿科医护人员的管理和培训意味着建立更为严格的管理制度和规范化的诊疗流程，这将有助于规范化地中海贫血疾病的诊断和治疗过程。此外，加强培训还将为医护人员提供更多学习和交流的机会。定期的培训活动可以帮助医护人员了解最新的诊疗技术和研究进展，不断提升自身的专业水平和诊疗能力。这有助于医护人员更好地应对地中海贫血患者的治疗需求，提供更为个性化和专业化的医疗服务。最终，加强对三级以下医院血液科及儿科的管理和培训将有助于提升地中海贫血患者的就医体验和治疗效果，帮助他们更好地管理和控制地中海贫血病情。

4. 加强对国家临床基因诊断中心的管理和监督

对国家临床基因诊断中心进行管理和监督，有助于确保其诊断技术和质量符合相关标准，为地中海贫血的早期诊断提供可靠支持，并在遗传病诊断领域发挥重要作用。这一举措将有助于提高诊断中心的整体水平，确保其在地中海贫血等遗传性疾病的诊断方面具备较高的准确性和可靠性。

加强对国家临床基因诊断中心的管理和监督意味着建立更为严格的质量管理体系和技术评估机制。通过对诊断中心的日常运行进行监督和检查，可以及时发现并解决存在的问题，确保诊断技术和质量符合相关标准，提高诊断结果的准确性和稳定性。

此外，加强管理和监督还将有助于推动诊断技术的不断创新和提升。通过对诊断中心的管理和监督，可以促使其积极引进最新的诊断技术和设备，不断提高诊断水平，确保其在地中海贫血等遗传性疾病的诊断领域具备领先水平，为患者提供更为可靠的诊断服务。

最终，加强对国家临床基因诊断中心的管理和监督将有助于提高地中海贫血的早期诊断水平。诊断中心的技术和质量的提升将直接影响到地中海贫血患者的诊断效果，帮助他们更早地发现疾病风险，及时采取干预措施，从而减少疾病对患者健康的不良影响。

5. 加强对省级出生缺陷防治技术专家组的管理和培训

通过加强对省级技术专家组的管理和培训，可以推动地方在地中海贫血防治方面的专业化和标准化发展，提高防治水平，同时促进相关专家间的交流与合作。这一举措将有助于加强各地区在地中海贫血防治方面的整体实力，提高地方医疗机构对该疾病的防治水平，从而更好地服务当地居民。

加强对省级出生缺陷防治技术专家组的管理和培训意味着建立更为规范化的专家组管理机制和持续的专业培训体系。通过对专家组的管理，可以确保专家队伍的结构合理、人员素质优良、工作任务明确，提高专家组在地中海贫血防治方面的专业水平和工作效率。加强培训还将为专家们提供更多的学习和交流机会。定期的培训活动可以帮助专家了解最新的防治技术和研究进展，不断提升自身的专业水平和技术能力，更好地指导和支持地方医疗机构开展地中海贫血的防治工作。加强对省级出生缺陷防治技术专家组的管理和培训将有助于提高地方医疗机构对地中海贫血的防治水平。专家组的专业化和标准化发展将直接影响到地方医疗机构在地中海贫血防治方面的工作质量和效果，为当地居民提供更为专业和高效的防治服务，保障他们的健康和福祉。

6. 加强对地中海贫血防治知识的宣传和教育

加强对地中海贫血防治知识的宣传和教育，有助于提高公众对该疾病的认知度，促进早期筛查和诊断，降低疾病的发病率和死亡率。这也有助于营造良好的社会氛围，促进社会各界对地中海贫血防治工作的关注和支持。通过开展多种形式的宣传教育活动，如举办健康讲座、编写相关宣传手册、开展校园宣传、培训基层社区医生和计生人员等，可以增强公众对地中海贫血的了解，提高自我防范意识，有效减少疾病的发生和传播。

加强对地中海贫血防治知识的宣传和教育意味着建立全方位的宣传教育体系和多层次的宣传渠道。通过利用多种媒体平台，如电视、广播、互联网等，可以将地中海贫血防治知识传播到更广泛的人群中，提高公众对该疾病的认知水平，引导他们关注个人健康，及时进行相关的筛查和检测。加强宣传教育还将为公众提供更多的健康知识和预防技能。组织健康讲座和宣传活动可以帮助公众了解地中海贫血的相关知识，熟悉疾病的早期症状和预防方法，提高自我防范意识，从而减少疾病的发生和传播。加强对地中海贫血防治知识的宣传和教育将有助于提高公众的健康意识和健康素养。公众对地中海贫血的认知和了解程度的提升将有助于促进早期筛查和诊断，降低疾病的发病率和死亡率，为社会营造更加健康和谐的氛围。

（二）建立地中海贫血防控协同机制

1. 多学科合作

通过多学科的协作，包括遗传学、血液学、儿科、内科等领域专家的共同参与，可以实现对地中海贫血患者的全方位管理。这种合作模式能够充分发挥各个学科的优势，提供更全面、个性化的诊疗方案，并为患者提供更好的医疗服务。

首先，遗传学专家能够帮助患者了解疾病的遗传特点，评估患病风险，并为家庭提供相关遗传咨询，以便制定生育计划和家庭规划。其次，血液学专家能够提供针对地中海贫血的治疗方案，包括输血治疗和药物治疗等，并监测患者的血液指标。同时，儿科和内科专家能够为在不同年龄段的患者提供个性化的诊疗方案，确保他们获得最佳的医疗护理。

此外，这种合作模式还有助于促进医务人员之间的交流与协作，加强对患者的全面管理。专家们可以共同讨论病例、分享经验，从而提高诊疗水平，降低误诊率和漏诊率。这种跨学科的合作不仅有利于提高医护人员的综合素养，也能够为患者提供更加全面、专业的医疗服务，提高治疗效果和生活质量。

2. 统一的诊疗指南

制定统一的诊疗指南有助于规范地中海贫血的诊断和治疗流程，确保患者在不同医疗机构间获得一致的诊疗标准。这将有助于提高诊疗水平，降低误诊率和漏诊率，同时为医务人员提供明确的操作指引。

通过统一的诊疗指南，医务人员可以更加系统化地进行诊断和治疗，遵循最新的医学标准和实践，从而提高整体的医疗质量。此外，对患者来说，他们在不同医疗机构就诊时能够获得更加一致的诊疗方案，无论是在城市还是农村地区，都能够享受到相似水平的医疗服务。

统一的诊疗指南也将为医务人员提供明确的操作指引，帮助医生们更好地了解诊疗流程和标准，降低因个人经验和水平不同而导致的医疗差异。这将有助于提高医务人员的专业水平，并为患者提供更加安全、可靠的医疗服务。

此外，统一的诊疗指南也将为医学教育和培训提供基础，帮助培养更多具备统一标准下工作能力的医务人员，推动医疗行业整体水平的提升。

3. 家庭遗传咨询

提供家庭遗传咨询服务，帮助患者及其家人了解地中海贫血的遗传特点，评估患病风险，以及制订相应的生育计划。这项服务有助于帮助家庭避免或减少地中海贫血的遗传传播，同时为患者提供心理支持和家庭规划建议。

在家庭遗传咨询中，专业的遗传学家可以与患者及其家人沟通，详细解释地中海贫血的遗传机制、患病风险以及可能的遗传传播方式。通过这种咨询，家庭成员可以更好地了解疾病的遗传特点，从而作出更加明智的决策，包括是否进行基因检测、如何规划生育以及如何进行家庭规划。

此外，家庭遗传咨询还能够为患者及其家人提供心理支持，帮助他们应对可能面临的遗传风险和压力。通过与专业的遗传咨询师交流，家庭成员可以更好地理解和接受患病的可能性，并获得情感上的支持和安慰。

最重要的是，这种咨询服务有助于帮助家庭规划未来，避免或减少地中海贫血的遗传传播，从而保障下一代的健康。通过提供相关信息和建议，家庭成员可以更好地控制患病风险，为未来的生育计划和家庭发展作出明智的选择。

4. 早期筛查

实施早期筛查项目，针对易感人群进行基因检测和相关生化指标检测，以便尽早发现患病个体，并采取干预措施。通过早期筛查，可以使更多的患者在疾病发展的早期得到诊断和治疗，从而减轻疾病造成的严重后果。

早期筛查项目的实施将有助于识别那些患有地中海贫血风险的个体。通过基因检测和生化指标检测，医务人员可以及早发现患病个体，甚至在疾病出现症状之前就能够进行干预和治疗。这种早期干预不仅可以降低疾病的严重程度，还可以提高治疗效果，降低并发症的发生率。

此外，早期筛查也有助于为患者提供更加个性化的医疗管理。一旦确定了患病风险，医务人员就可以根据个体情况制订更为精准的诊疗方案，包括定期随访、营养指导、心理支持等，从而全面照顾患者的身心健康。

最终，早期筛查有助于降低地中海贫血带来的社会和经济负担。通过及早诊断和治疗，可以减少因疾病导致的医疗费用和工作能力损失，同时减少家庭和社会的负担，显著提升患者的生活质量。

5. 定期随访和监测

定期随访和监测是地中海贫血综合治疗中不可或缺的环节。通过建立科学的随访和监测机制，可以对患者的病情进行及时观察，提供生活指导，评估治疗效果，并在必要时对治疗方案进行调整，以确保治疗的及时性和有效性。

（1）病情观察和生活指导：定期随访可以帮助医生全面了解患者的病情发展情况，包括贫血程度、器官功能状况、疼痛程度等。在随访过程中，医生可以提供针对性的生活指导，包括饮食、锻炼、活动量的建议，帮助患者更好地管理症状，减轻不适，并预防并发症的发生。

（2）治疗效果评估：随访和监测还可以帮助医生评估治疗效果。通过定期的血液检测、影像学检查等手段，可以了解患者的病情变化及治疗效果，及时发现并纠正治疗中的问题，确保治疗的有效进行。

定期随访和监测需要医生、护士和其他医护人员的协同配合，确保随访的全面性和科学性。同时，患者及其家人的积极配合对于随访和监测工作的效果也至关重要。通过科学的定期随访和监测，可以及时发现和解决治疗中出现的问题，确保治疗的连续性和有效性。

6. 推动建立患者成年后儿科医生延续治疗机制

地中海贫血患者的治疗和管理是一个长期的过程，涉及从儿童到成人的全生命周期。因此，建立一个患者成年后儿科医生延续治疗机制显得尤为重要。这一机制旨在为地中海贫血患者提供一个无缝的过渡，从儿童期的治疗顺利过渡到成人期的治疗，确保治疗的连续性和一致性，避免因转诊给成人医疗系统而导致的治疗中断或管理不当。关键措施包括以下几个方面。

（1）制订过渡计划：为即将成年的地中海贫血患者制订个性化的过渡计划。这一计划应由儿科医生、成人期医生以及其他相关医疗专业人员共同参与，在过渡期间确保患者的医疗需求和治疗目标得到充分考虑。

（2）加强患者教育：对于即将成年的患者，加强对其疾病知识、自我管理能力以及成人期可能面临的新挑战的教育。这包括教育患者如何在成人医疗系统中寻求帮助、如何管理个人健康记录以及如何维持健康的生活方式。

（3）促进信息共享：确保儿科和成人医疗团队之间有有效的信息交流和共享机制，包括患者的医疗历史、治疗计划以及任何特殊需求。这有助于成人期医疗团队更好地理解患者的病情，制定合适的治疗策略。

（4）提供心理社会支持：过渡期对患者来说可能是一个充满挑战的时期，因此提供必要的心理社会支持至关重要。这包括心理咨询、支持小组以及针对患者家庭的指导，帮助他们应对成年后可能面临的新问题。

（5）建立长期跟踪机制：确保有一个长期的跟踪机制，监测患者的健康状况、治疗效果以及任何长期并发症的发展。这有助于及时调整治疗方案，确保患者在成人期也能获得最佳的治疗效果。

通过实施这些措施，可以为地中海贫血患者提供一个平缓的过渡期，从儿童期到成人期的医疗服务，确保他们在整个生命周期内都能获得连续、高质量的医疗照顾。这不仅有助于改善患者的生活质量，也为医疗系统提供了一个更为高效、协同的治疗管理模式。

7. 药物供应保障

确保地中海贫血患者获得所需的药物供应，包括输血治疗所需的血液制品和其他相关药物。建立健全的药物供应保障机制，保证患者能够及时获得治疗所需的药物，以维持其正常的生活和工作状态。

为了实现药物供应的保障，可以建立一个完善的药物采购和分发系统，确保地中海贫血患者能够获得高质量的治疗药物。这意味着需要与药品生产商建立稳定的合作关系，以保证药物的供应稳定性和质量可控性。同时，需要建立健全的分发网络，确保药物能够迅速送达各个医疗机构和患者手中。

此外，对于输血治疗所需的血液制品，需要建立一个高效的供应链管理系统，以确保充足的血液储备，并且能够根据患者的需求进行及时供应。这可能需要与血库、医院和相关机构进行密切合作，建立起快速响应的输血治疗支持体系。在药物供应保障方面，还需要加强信息化建设，通过信息技术手段实现药物的跟踪和监管，确保药品的安全性和有效性。这将有助于提高药物供应的透明度和可控性，降低因药物短缺或质量问题而导致的治疗中断风险，从而保障患者的用药安全和治疗效果。

（三）经济负担与医疗负担缓解

1. 加大对地中海贫血患者家庭的经济支持力度

（1）提供家庭生活补助金：针对经济困难的地中海贫血患者家庭，通过社会救助机制提供家庭生活补助金，帮助他们缓解经济压力。这些补助金可以用于购买基本生活用品、支付房租和水电费等开支，确保患者及其家人的基本生活需求得到满足。

（2）提供教育支持：对于患有地中海贫血的儿童和青少年，提供教育补助，包括学费减免、奖学金和资助等形式，帮助他们继续接受良好的教育。同时，也提供专门的教育辅导和心理支持，帮助他们克服疾病带来的困难，全面发展自己的潜力。

（3）加强就业援助：为地中海贫血患者和其家属提供就业援助，通过就业培训、岗位安排和创业支持等方式，帮助他们增加就业机会和收入来源。同时，也加大对雇主的宣传教育力度，消除对地中海贫血患者的歧视，促进他们融入社会。

2. 提供医疗费用报销和特殊救助等政策

（1）提供医疗费用补贴：政府与医疗保险机构合作，建立健全的费用结算机制。患者接受治疗、检查和药物购买时的费用可以根据政策进行报销或补贴，以减轻患者治疗和护理过程中的经济负担，提高他们就医的积极性和便利度。

（2）加强地中海贫血患者在社会保险制度中的保障：这包括医疗、工伤和生育保险等方面的权益。政府通过完善社会保险制度，确保地中海贫血患者能够享受到相应的保险保障和相应的医疗费用报销。同时，也加强了对地中海贫血患者的社会保障宣传，提高他们的知晓度和使用率。这样可以帮助患者了解自己的权益，并获得相应的救助和保障。

（3）设立特殊救助基金或慈善基金，用于资助地中海贫血患者的治疗费用：政府、企业、社会团体和个人等向这些基金进行捐赠，以提供贫困地中海贫血患者的费用支持。这些基金可以为患者提供直接或间接的援助，帮助他们获得必要的治疗和护理。

通过提供医疗费用报销和特殊救助等政策，可以减轻地中海贫血患者和家庭的经济压力，提供更全面的医疗保障。这将使患者更加放心，能够及时获取需要的治疗和药物，提升治疗效果和生活质量。同时，加强社会保障制度和救助机制的建设，也能体现社会的公平与关爱，为地中海贫血患者提供全方位的支持。

3. 加强地中海贫血诊断、治疗技术的研发和推广，降低医疗成本和费用

（1）加大对地中海贫血的科研投入：通过科学研究和临床试验，不断改进现有的治疗方法，探索新的诊断和治疗策略。这将有助于提高治疗效果，降低副作用，并缩短治疗周期。同时，新技术的引入往往伴随着设备的升级，而先进的医疗设备可以提高诊断的准确性和效率，有助于减少误诊和漏诊情况的发生，减少患者不必要的费用支出。

（2）推广先进的诊断方法和设备：引进和推广先进的诊断技术和设备，可以提高诊断的准确性和效率。精确的诊断有助于避免不必要的重复检查，减少患者的费用支出。此外，随着技术的进步和设备的普及，诊断技术的成本也会逐渐降低，进一步为患者节约医疗费用。

（3）协调医疗资源分配：建立医院之间的合作机制，加强信息的共享和交流，以实现医疗资源的互联互通。这样可以避免患者多次重复就医和转诊的情况，减少不必要的医疗费用支出。同时，对医疗机构进行监管和评估，防止不合理的医疗费用和过度治疗的现象发生。合理配置医疗资源，提高医疗效率，可以为患者提供更优质的医疗服务，并降低医疗费用负担。

通过加强地中海贫血诊断和治疗技术的研发和推广，协调医疗资源的分配，可以降低医疗成本和费用，为患者提供经济有效的医疗服务。同时，科研的进展和技术的应用也将改善患者的治疗效果，提高患者的生活质量。这将为地中海贫血患者和家属带来福音，促进社会对地中海贫血患者的关注和支持。

总之，加大对地中海贫血患者家庭的经济支持力度，提供医疗费用报销和特殊救助等政策，加强地中海贫血诊断、治疗技术的研发和推广，是缓解患者经济负担和医疗负担的重要举措。通过社会各界的共同努力，为地中海贫血患者提供更好的生活和医疗保障。

（四）社会支持体系建设及心理疏导

1. 开展公众教育活动、社区讲座和宣传活动，提高公众对地中海贫血的认知和理解

为了提高公众对地中海贫血的认知和理解，要开展各种形式的公众教育活动、社区讲座和宣传活动。开展公众教育活动、社区讲座和宣传活动是提高公众对地中海贫血认知和理解的重要手段。这些活动可以帮助公众了解地中海贫血的病因、发病机制、临床表现，以及预防和治疗方法等方面的知识，提高对该疾病的认知水平。

（1）组织公众教育活动、提供资源和信息：组织公众教育活动，面向不同的人群开展针对性的宣传和教育。例如，在学校、社区和医院等场所，可以举办专题讲座、健康讲座或科普展览等形式的活动。邀请地中海贫血领域的专家学者、医生或相关机构的代表进行讲解，向公众介绍地中海贫血的基本知识、病因和治疗方法。通过这些教育活动，可以向公众传递准确、权威的信息，提高他们对地中海贫血的认知度和自我保健意识。遗传咨询师可以向家庭成员提供相关资源和信息，包括支持组织、专业医疗机构和在线社区等。这些资源可以为他们提供进一步的帮助和支持，解答他们的问题，并提供交流和学习的机会。通过获取更多的资源和信息，患者和家庭成员可以在应对地中海贫血的过程中更加自信和拥有更多选择。

（2）利用新闻媒体、社交媒体和网络平台等渠道进行宣传推广：制作并发布科普文章、宣传海报、视频等形式的内容，以生动、易懂的方式向公众传递地中海贫血的相关知识。这些内容可以包括地中海贫血的早期识别和筛查方法、健康生活方式的培养、患者康复和心理支持等方面的信息。通过社交媒体的分享和传播，可以更广泛地触达公众群体，提高地中海贫血的知名度和关注度。

（3）分享心得、提供情感支持：在宣传活动中，还邀请地中海贫血患者和家属分享他们的故事和心得。这些真实的案例可以帮助公众更加深入地了解地中海贫血对患者和家庭的影响，增加同情和理解，唤起公众对患者的关注，并凝聚社会力量提供支持。面对地中海贫血，患者和家庭成员可能会感到情绪低落、焦虑和无助。遗传咨询师可以提供情感支持，倾听他们的担忧和困惑，并提供安慰和鼓励。同时，提供心理咨询和心理治疗资源，以帮助他们应对情绪上的困扰。情感支持的重要性在于让患者和家庭成员不再感到孤独和无助，增强他们的心理抵抗力。

（4）与相关机构、组织和志愿者合作：与相关机构、组织和志愿者合作，共同开展地中海贫血宣传和教育活动。通过联合举办座谈会、健康咨询日、义诊活动等，可以让公众更直接地与专家和患者接触，提供更具体、实用的指导和建议。这不仅可以提高公众对地中海贫血的认知，还能够促进公众的积极参与和行动，共同关心和帮助地中海贫血患者。

（5）建立支持网络：遗传咨询师帮助家庭成员建立支持网络，包括与其他患者及其家庭成员的联系。这种支持网络可以为他们提供互相理解和支持的机会，通过分享经验和信息，共同应对挑战。通过参与支持网络，患者和家庭成员可以感觉到他们不是孤立的，而是与一个关怀和理解他们的社群相联结。

（6）教授应对策略：地中海贫血的管理需要患者和家庭成员采取各种策略来处理疾病相关的问题。遗传咨询师可以教授应对策略，包括如何管理治疗计划、应对并发症和提高生活质量。这些策略可以帮助他们更好地应对困难,并保持积极的生活态度。

通过开展公众教育活动、社区讲座和宣传活动,可以提高公众对地中海贫血的认知和理解。公众将更加了解地中海贫血的疾病特点和预防方法,提高自我保健意识和健康素养。同时,宣传活动可以凝聚社会的关注和力量,为地中海贫血患者和家庭提供更多的支持和关爱。

2. 建立中心化的信息平台,提供地贫信息资源

建立中心化的信息平台是一个重要的举措,可以为公众提供地中海贫血的相关信息资源。该平台可以集中收集、整理和发布地中海贫血的最新研究进展、治疗方法、康复指导等方面的信息,以便公众及时了解和获取最新的资讯。

(1)建立网站:建立官方网站,作为地中海贫血信息的主要发布平台。这个网站可以提供详细的疾病介绍,包括病因、发病机制、临床表现等方面的内容。同时,可以介绍最新的地中海贫血研究进展、治疗方法和康复指导,以及相关的医疗资源、支持组织和社会救助项目等信息。通过网站,公众可以方便地获取到全面、准确的地中海贫血知识,增加他们对疾病的了解和认知。

(2)开发手机应用程序:开发手机应用程序,方便用户随时随地获取地中海贫血的信息。这款应用程序可以提供与官方网站相似的内容,但更加便捷和个性化。用户可以通过应用程序查找地中海贫血的相关资讯、阅读医学文献、参与在线问答和交流等。此外,应用程序还可以提供个性化的功能,如记录患者的健康状况、提醒用药时间等,帮助患者管理和监测疾病状态。

(3)建立地中海贫血在线社群:建立一个地中海贫血在线社群,为公众提供一个交流和支持的平台。这个社群可以是一个论坛、微信群或是以社交媒体为主的群体。在社群中,患者、家属可以互相交流心得、分享经验,医生和专家提供帮助和支持。通过社群的互动,可以让患者感受到更多的关怀和理解,减轻他们的孤立感和焦虑情绪。

(4)在线咨询:在中心化的信息平台上,还可设置在线咨询和问答功

能，让公众能够直接与专家进行交流和沟通。这可以通过在线聊天、视频会议或电话等方式实现。公众可以提出自己的问题与困惑，专家给予专业的解答和建议，帮助患者和家属更好地应对地中海贫血，并提供相关的支持和指导。

通过建立中心化的信息平台，可以将地中海贫血的相关信息集中起来，为公众提供全面、准确、易于获取的资源。这不仅有助于公众更好地了解和应对地中海贫血，还能够促进患者和家属之间的互动和支持，建立一个更加包容和关爱的社群。同时，专业的在线咨询和交流，也能够使公众得到更及时、个性化的帮助和指导。

3. 举办线下公益活动

举办线下公益活动是促进地中海贫血患者和社会大众之间互动和交流的重要方式。定期举办地中海贫血相关的公益活动可以为患者提供免费的医疗服务和咨询，帮助他们及家属更好地了解疾病和治疗方法，并获得相关的支持和帮助。

（1）义诊：义诊是一种常见的公益活动，以邀请专业医生和医疗团队到现场提供免费的诊断和咨询服务为主。这样的活动不仅可以帮助患者及时发现和了解疾病的情况，还能为他们提供治疗建议和康复指导。同时，义诊也可以增加患者与医生之间的互动和信任，为他们提供一个向专业人士咨询问题的机会。

（2）献血：地中海贫血患者需要经常进行输血治疗，而合适的供血者是非常关键的。通过组织献血活动，可以为地中海贫血患者筹集到足够的血液资源，并帮助他们及时接受治疗。同时，通过宣传和教育，还可以增加公众对献血的认知和理解，并鼓励更多人积极参与。

（3）健康咨询：邀请专业医生和专家开展健康讲座和与公众互动交流，向公众普及地中海贫血的相关知识、预防方法和早期识别的重要性。通过这些活动，可以提高公众对地中海贫血的认知水平和疾病防控意识，促进早期发现和治疗。

（4）文艺演出和运动竞赛：组织一些文艺演出和运动竞赛等活动，以多样化的形式吸引公众参与。例如，可以举办音乐会、舞蹈表演、话剧演出等文艺活动，通过艺术的力量向公众传递地中海贫血患者的故事和需求。此外，可以组织运动竞赛如健步走、义跑等，增强公众对地中海贫血的关注和支持，并倡导健康的生活方式。

通过举办多样化的地中海贫血公益活动，不仅可以提高公众对地中海贫血的认知和关注度，也能够为患者提供免费的医疗服务、血液资源和专业咨询。这些活动不仅能够改善患者的生活质量，也有助于创造一个更加包容和支持的社会环境，为地中海贫血患者提供更多的关怀和支持。

4. 成立地贫专项救助基金

成立地贫专项救助基金是帮助地中海贫血患者和家庭渡过难关的重要手段。这个基金通过政府、企事业单位和社会爱心人士的捐款和资助来筹集资金，用于支付地中海贫血患者的医疗费用、康复费用和生活补助等。地贫专项救助基金的设立可以为病情严重且经济困难的患者提供经济上的支持和帮助。基金可以定期向符合条件的患者提供资金援助，帮助他们支付治疗费用、购买必需的药物和医疗器械，并提供必要的康复支持。此外，基金还可以根据患者的具体情况提供一些特殊救助，如为家庭经济特别困难的患者给予临时救助或长期援助，帮助他们渡过难关。为确保基金的运作透明、公正，可以成立一个专门的基金管理机构，负责基金的筹集、管理和审查。该机构可以制定明确的申请和审核流程，确保资金被分配给最有需要的患者，并建立严格的监督和评估机制，确保捐款的有效使用和公益目标的实现。

除了经济援助，基金还可以提供其他形式的支持，如心理咨询、社会服务和康复辅助等。通过提供综合性的救助措施，可以帮助患者和家庭更好地应对地中海贫血带来的身体、心理和社会困难，提高他们的生活质量和康复效果。为了提高基金的运作效率和募集更多善款，还可以与合作伙伴建立长期合作关系。这些合作伙伴可以包括医疗机构、慈善基金会、企事业单位等，共同努力推动地中海贫血救助工作的开展。合作伙伴可以提供人力、物力和专业支持，提高基金的可持续发展能力，并扩大救助的覆盖范围。

通过成立地贫专项救助基金，为地中海贫血患者提供了经济上的支持和帮助，使他们获得及时的治疗和康复，改善生活质量。这将减轻患者和家庭的经济负担，缓解他们的困境，同时能够凝聚社会的爱心和力量，共同为地中海贫血患者创造一个更加温暖和充满关爱的社会环境。

5. 生活方式和健康促进

除了定期监测和管理，遗传咨询师还向家庭成员提供有关健康促进和生活方式的建议。这包括良好的饮食习惯、适量的运动和合理的休息，以维持整体健康状态，并降低患地中海贫血相关并发症的风险。

（1）适量的运动：适量的有氧运动可以增强心肺功能，促进血液循环，并提高身体健康水平。然而，地中海贫血患者可能在运动时感到疲劳和缺氧，因此需要根据个体状况选择适合的运动方式和强度，建议在医生的指导下进行运动。

（2）合理的休息：获得充足的睡眠对健康至关重要。良好的睡眠质量有助于休息恢复，并提高身体的免疫力和应对能力。家庭成员可以鼓励地中海贫血患者遵循规律的睡眠时间表，并创造一个安静、舒适的睡眠环境。

（3）压力管理：应对压力，地中海贫血患者和家庭成员可能会面对与疾病管理和生活质量相关的压力。学会有效的应对策略，如放松技巧、冥想、深呼吸和与亲朋好友交流等，有助于缓解紧张和焦虑的情绪。

（4）禁止吸烟和限制饮酒：禁止吸烟，吸烟对地中海贫血患者的健康影响显著。烟草中的有害化学物质会进一步损害红细胞的功能和健康状态。因此，家庭成员应该鼓励患者戒烟或避免吸二手烟。限制饮酒，过度饮酒可能对患有地中海贫血的人产生负面影响，包括对肝脏和免疫系统的损害。建议在医生的指导下控制饮酒量或避免饮酒。

通过对家庭成员的筛查和监测，可以及早发现和管理地中海贫血携带者和患者，并采取相应的干预措施，以降低并发症风险并提高生活质量。同时，为家庭成员提供心理支持和教育，有助于他们理解和应对地中海贫血的挑战，并鼓励他们采取积极的健康行为。

6. 创立支持小组，与社会工作者和相关机构合作，提供便捷的支持服务

创立支持小组是为地中海贫血患者和家属提供便捷的支持服务的方式之一。该小组由社会工作者、医护人员和志愿者等组成，与相关机构合作，提供包括心理支持和咨询、病情管理和康复指导等多方面的服务。通过定期走访患者家庭，了解他们的困难和需求，提供有效的帮助和支持，帮助他们更好地应对地中海贫血带来的挑战。

7. 增强对地贫患儿及家庭成员的心理疏导

除经济负担外，地中海贫血患者及其家庭还常常承受着巨大的心理压力。面对疾病的挑战和治疗过程中的不确定性，患者和家庭成员可能会感到焦虑、沮丧和无助。因此，为了全面关注地中海贫血患者的健康，应增强对患者及其家庭成员的心理疏导。具体措施包括以下几个方面。

（1）提供心理支持服务：建立专业的心理咨询团队，为地中海贫血患者及其家庭提供心理支持和咨询服务。这些专业人员可以与患者及其家庭成员进行面对面或在线的心理咨询，帮助他们理解和应对疾病带来的心理困扰。

（2）教育和培训：开展关于心理健康的教育和培训活动，向地中海贫血患者及其家庭传授应对压力和焦虑的技巧。这些活动可以包括心理健康知识的普及、心理调适方法的培训等，帮助他们更好地应对疾病带来的心理挑战。

（3）家庭支持计划：制订针对地中海贫血患者的家庭支持计划，包括提供家庭生活方面的支持，如家庭生活指导、家庭经济援助等。这些支持可以减轻家庭的负担，提升家庭成员的心理健康水平。

通过以上社会支持体系的建设，可以提高公众对地中海贫血的认知和理解，为患者及其家属提供便捷的支持服务，帮助他们更好地预防和管理地中海贫血，也可以帮助地中海贫血患者及其家庭更好地应对心理困扰，提升心理健康水平。

第六章 我国地中海贫血防控策略建议

地中海贫血作为一种严重的遗传性血液病，其防控工作远超出了对单一疾病治疗与管理的范畴，它深刻地融入了我国推进社会主义现代化建设的宏伟事业之中，成为实现人口高质量发展与构建全面健康社会不可或缺的关键要素。在这一进程中，地中海贫血防控不仅是医学科技与公共卫生体系应对复杂疾病挑战的直接体现，更是对国家社会治理能力、科技创新能力以及社会文明程度的综合考验。

第一，从人口高质量发展的角度来看，地中海贫血的防控有助于优化人口结构，减少遗传性疾病对出生人口素质的影响。通过实施有效的婚前、孕前筛查和遗传咨询，可以显著降低重型地中海贫血患儿的出生率，进而提高人口的整体健康水平。这对于促进人力资源的优化配置、维护劳动力市场的活力以及支撑经济社会的可持续发展具有重要意义。

第二，构建全面健康社会要求我们不仅要关注疾病的治疗，更要重视预防与健康管理。地中海贫血的防控工作正是这一理念的生动实践。通过加强公众教育、提高疾病认知度，可以促使更多家庭参与到预防措施中来，减少疾病负担，提升全民健康素养。这不仅有利于减轻个人和家庭的经济与心理压力，还能够减少公共医疗资源的过度消耗，为社会经济的健康发展腾出更多空间。

第三，地中海贫血防控是一项系统工程，需要政府、社会各界及患者家庭的共同参与和持续努力。政府应制定并实施全面的防控策略，加强医疗资源配置，提升基层医疗服务能力，确保防控措施能够落地生效。社会各界，包括非政府组织、慈善团体、科研机构及企业等，应积极参与，提供资金支持、技术援助和心理关怀等多方面的帮助。患者家庭则是防控工作的直接受益者，同时是重要参与者，他们的主动配合与自我管理能力对防控效果至关重要。

总之，地中海贫血的防控不仅是一项关乎个体健康的医疗任务，更是一项涉及国家发展、社会稳定与民族未来的重要公共健康议题。本调研报告提出了六大策略 16 项措施，涉及提升综合防控方案与基层服务能力、加大公众教育与社会宣传力度、优化筛查与诊治体系、加强对特殊患者群体的关注、加强血液资源管理、完善患者救助与保障体系等方面的政策建议。这些建议旨在减轻患者疾病及经济负担，建立地贫防控体系，为相关部门提供参考，提高地中海贫血防控工作的效率和成效。

策略一、综合防控方案与基层服务能力提升

在构建全面有效的地中海贫血防控体系中，多级防控网络与基层服务能力是两大核心支柱，这不仅建立了紧密的基层防控网络，提高了筛查与干预的效率，还从根本上加强了医疗队伍的能力建设，为地中海贫血防控注入了持久动力，是实现疾病有效防控与减轻社会负担的根基。

措施 1：结合"地贫防控梅州模式"，根据地方实际情况制订适应性的地中海贫血防控方案，挖掘地方有效经验进行全国推广。

参考广东梅州模式，建立市、县、镇三级防控网络，将地贫防控的关口前移，在全市各县（市、区）婚姻登记处，专门设立免费婚前健康检查服务点，提供宣传、咨询、检查等服务，有效提高婚检率，确保防控措施能够覆盖到基层社区，提高筛查率和基因检测率。参考广东惠州模式，利用"互联网+"技术，建立地贫防控信息管理系统，实现数据共享和随访管理的高效便捷，促进信息录入率和管理效率的双重提高。

为此我们建议：总结提炼广东梅州、惠州等地创新典范，结合地方实

际情况，健全完善出生缺陷防控"三道防线"，推广血常规及电泳两联法筛查，提高灵敏度，防止漏诊，在地贫高发地区普遍开展新生儿筛查，更加有效地减少重型地贫儿童的出生，同时为患者及其家庭提供更好的支持和服务。此外，还应对这种防控方案进行定期评估和调整，以确保其始终符合当前的医疗标准和社区需求。

措施2：加强对地方医疗机构的指导和培训，加强对地中海贫血相关专业团队的培养，完善医务人员的激励机制。

研究显示，患儿从发现症状到确诊具有一定时间间隔，提示需提高基层医生的诊断能力以缩短发病到确诊所用时间。加强对地方医疗机构的指导和培训是提升医疗服务质量的关键。多地通过强化培训、提升服务水平、优化服务流程、利用信息技术等措施，加强了对地方医疗机构和专业团队的支持与培养，也体现了对医务人员在地中海贫血防控工作中重要作用的重视。在惠州市地贫防控模式中，建立了市、县（区）两级专家技术小组，每年由卫生健康局主办、妇幼保健机构承办，开展出生缺陷防控项目管理和技术培训班，这表明惠州市力图通过定期培训来提升卫生专业人员和管理人员的业务能力。

为此我们建议：通过实施定期的专业培训计划，涵盖地中海贫血的筛查、诊断、治疗以及最新研究进展等关键领域，确保医务人员能够获得最前沿的知识和技能。此外，通过建立技术支持和咨询系统，基层医疗机构能够在遇到复杂病例时获得及时的专家指导，从而提高诊断和治疗的准确性。此外，为了提高医务人员的工作积极性和创造性，需要完善对医务人员的激励机制。这包括实施绩效奖励制度，对在地中海贫血防控工作中表现突出的医务人员给予物质和精神上的奖励。同时，开展地中海贫血相关科研竞赛，鼓励医务人员参与科研项目，对于取得显著成果的个人或团队给予表彰和奖励。

策略二、公众教育与社会宣传

地中海贫血防控工作不仅依赖医学技术的进步，更需要社会整体健康意识的提升和预防行为的改变。为此提出了三项具体措施，通过教育普及、信息传播和心理支持三个维度协同作用，能够提升公众对地中海贫血的认知水平，促进预防意识和行为的形成，还能够为患者家庭提供必要的心理和社会支持，是构建全面、有效防控策略的根本性路径。

措施 3：初中及以下学校教育阶段加入地中海贫血相关内容，加强学校、社区和企事业单位等地方组织的健康教育工作。

调查结果显示，在参与调查的全部地中海贫血患儿父母中，初中及以下学历的占比最高，达到 72.2%。这一数据凸显了地中海贫血防控知识普及在低学历群体中的显著缺失。教育程度较低的父母群体可能因获取信息渠道有限、健康教育接触机会较少，对地中海贫血这类遗传性血液病的认识不足，难以在孕前或孕期采取有效预防措施，从而提高了重型地贫患儿出生的风险。同时，94.9% 的患儿父母了解地中海贫血知识的时间主要集中在患儿患病后。这一数据进一步证实了预防性教育的滞后。大多数家庭在面对疾病现实后才被动学习，这表明当前社会对地中海贫血的预防性健康教育工作存在明显的空白。缺乏前期的疾病知识普及，如婚前检查、遗传咨询及产前诊断等，使很多家庭错过了最佳的预防时机，导致重型地贫患儿的出生风险升高。

为此我们建议：在初中及以下学校教育阶段加入地中海贫血相关内容，将有助于提高健康知识水平，促进早期诊断和治疗，减轻地中海贫血带来的社会和经济负担。这包括：首先，在生物和健康课程中加入地中海贫血的教学内容，对教师进行专业培训，以及定期举办健康教育活动。其次，通过与社区组织和企事业单位合作，确保教育信息的广泛传播。再次，制作多媒体教育材料，为家长提供教育资源和参加研讨会的机会，以及制定学校健康政策，鼓励学生进行定期体检。最后，建立社会支持网络，为患者及其家庭提供必要的帮助，并通过跟踪评估来确保教育活动的有效性。

措施4：利用多种媒体渠道开展公众教育活动，普及预防知识，强调遗传咨询和监测，提高公众的防范意识和参与度。

参考各地在地中海贫血防控策略中成功利用多元化媒体和渠道，加强公众教育和提升遗传咨询意识的做法。惠州市利用"世界地贫日"宣传活动期间，由市、区民政局、卫生健康局、文明办等多部门共同指导，以及慈航公益协会、朝霞地贫关爱互助会等社会组织的协助，广泛开展科普讲座、义诊等，利用门户网站、微信、微博、报纸、电视、广播等多种传统媒体及新兴媒体形式，深入社区、学校、工厂等，提高社会群体的知晓率。梅州市形成了与慈航公益协会、社工组织、教育部门、妇联等的深度联合机制，采用传统宣传方式（如电视、广播、报纸、宣传栏、宣传单等）和新媒体渠道（如微信公众号、短视频平台等），进行多渠道、多形式的健康教育活动，重点宣传优生优育、出生缺陷防控知识，提高了群众对地中海贫血防控的知晓率，营造了全民参与的良好氛围。

为此我们建议：通过多种媒体形式，如宣传广告、健康教育节目等，向公众传达地中海贫血的相关知识，包括疾病的病因、遗传方式、预防方法等内容。同时，强调遗传咨询和监测的重要性，帮助人们了解自身和家族患病风险，从而采取相应的预防措施。通过这些公众教育活动，可以提高社会对地中海贫血的认识程度，增强公众防范意识，促进更多人参与地中海贫血预防和控制工作。这样的举措有助于减少地中海贫血的发病率，降低患者数量，提高整体社会健康水平。此外，可通过宣传献血理念改善血库血量不足的现状。

措施5：增强对照护者及患儿的心理疏导，鼓励共享个人故事和经验，打破对地中海贫血患者及其家庭的社会偏见和误解。

患儿照护者面临巨大身心压力却难以获得支持。调查结果显示，照护患儿对照护者的生活产生了重大影响，许多照护者在日常生活中承受着巨大的精神、时间和经济压力，导致许多照护者出现焦虑、悲观等负面情绪。长期照护的压力容易使照护者感到孤立无援，承受着巨大的心理压力。面对疾病的不确定性和治疗的长期性，照护者经常体验到无助、恐惧、焦虑甚至抑郁的情绪。这些负面情绪的累积，不仅影响照护者的心理健康，也间接影响到他们对患者的照顾质量，形成恶性循环。经济压力也是一个不容忽视的因素，长期的医疗费用、营养品开销和可能的收入减少，对家庭经济构成重大挑战，加剧了照护者的心理负担。此外，调查结果还显示，相当数量的患儿在回归校园后表达了对学习以及对人际交往方面的焦虑。地中海贫血患儿在经历长期的治疗和身体不适后，回归校园时也面临着诸多挑战。由于长期缺课和身体状况的特殊性，他们可能会感到与同龄人的脱节，从而产生对上学的抵触情绪。社交技能的缺失和对人际交往的不适应，又进一步加深了他们的焦虑和自我封闭倾向，影响到其社交互动和心理健康的发展。

为此我们建议：通过提供心理疏导和支持，鼓励分享经验和故事，可以帮助照护者和患儿更好地应对情绪困扰和社会压力。具体而言，该措施包括建立专业的心理疏导服务，为照护者和患儿提供情绪支持和压力管理技巧的培训；创建支持网络，让他们能够相互分享经验和获得慰藉。同时，倡导患儿及其家庭通过各种渠道讲述他们的故事，以提升社会对地中海贫血的认知。

策略三、优化筛查与诊治体系

优化筛查与诊治体系是地中海贫血防控策略的重中之重，对于早发现、早干预、降低疾病负担、提升患者生活质量至关重要，我们提出的五项措施，从不同角度出发，相互支撑，共同促进了从预防、筛查、诊断到治疗和长期管理的全链条优化，通过政府主导、多方协作的方式，这些措施的可行性高，实施效果可期，是迈向新阶段地中海贫血有效防控的重要发力点。其中，推广造血干细胞移植治疗，尤其是对重型患儿的早期干预，不仅提高了治疗成功率，还显著降低了长期治疗成本，是提升患者生存质量、减轻家庭和社会经济压力的最佳措施。

措施6：推广全国统一的地中海贫血筛查和诊断标准，增加地中海贫血出生缺陷调查。

调查结果显示，大部分地贫患儿在1岁及以下就被确诊患有地贫，但该年龄段发现症状的比例低，而大于3岁后确诊的儿童比例高于3岁后发现症状的比例，表明从发现症状到确诊具有一定时间间隔。为了提高地中海贫血的防控效率和服务质量，需要推广全国统一的地中海贫血筛查和诊断标准，提升基层一线的诊断能力。这一措施旨在通过制定明确的筛查流程和诊断方法，加强医务人员的专业培训，确保医疗服务的标准化和同质化，及时有效地确诊地中海贫血。对有高危因素新生儿进行地贫初筛。同时，加大地中海贫血出生缺陷的调查力度，扩大监测范围，提高数据收集的准确性和实时性，为流行病学研究和政策制定提供坚实的数据支持。此外，提高公众对地中海贫血遗传风险的认识，鼓励积极参与筛查，是预防工作的重要组成部分。优化医疗资源配置，确保高发地区有足够的设施和专业人员进行筛查和诊断工作；建立跨部门合作机制，共同推进地中海贫血的防控。定期的质量控制和效果评估将进一步确保服务质量，及时调整和优化相关标准和流程，以实现地中海贫血的有效管理和控制。

措施7：建立地中海贫血的专科医院或门诊，优化地中海贫血患者转诊与管理机制，建立完善的管理和跟踪制度。

该措施专注于通过建立地中海贫血专科医院或门诊，优化患者转诊与管理机制，并建立完善的管理和跟踪制度，以提高地中海贫血患者的治疗效果和生活质量。研究结果显示，异地就医的患儿占总人数的4/5。药品血源等资源是否充足、医疗服务质量是影响是否异地就医的主要原因。这揭示了地中海贫血患者就医行为的一个重要特征，即八成患者存在异地就医现象，我们在实地考察过程中也同样发现了这一现象，其背后隐藏着深刻的含义，反映了患者对更优质医疗资源的强烈需求，也暴露了本地医疗资源分配不均、服务质量参差不齐的问题。具体来说，药品血源的充足与否直接关系到地贫患者的治疗效果，而医疗服务质量则是决定患者就医体验和治疗信心的关键因素。异地就医的高比例说明，许多地区的地中海贫血患者在当地难以获得满意的治疗条件和资源，迫使他们不得不承担更高的交通、住宿成本，以及因异地就医带来的种种不便。

为此我们建议：可在高发地区或人口密集城市设立专门医疗机构，对医疗资源使用情况进行实时统计，建立高效的转诊系统，并发展全面的患者管理和跟踪系统。这些措施将确保地中海贫血患者能够接受持续的专业治疗和关注，提升其自我管理能力，同时提供持续的医疗和心理支持，从而显著提升治疗响应和整体健康状况。

措施 8：继续为孕妇提供免费地中海贫血基因检测服务。

调查结果显示，地中海贫血患儿家庭超过半数未进行过婚检，超过 1/4 未进行过孕检，因此扩大婚检与孕检的覆盖范围对控制地中海贫血患儿的出生有很大帮助。目前湖南省郴州市已实行出生缺陷防治免费基因检测服务项目，为辖区内每位孕妇提供 1 次地中海贫血基因检测服务，据统计，该项目避免 1 例输血依赖型地贫患儿出生的成本为 76.57 万元，远低于其造成的社会经济成本 528 万元，成本效益比为 1∶6.9。如考虑患者生产力成本的贴现率，该项目可为社会节约经济成本 12040 万元，成本效益比为 1∶11.2。

为此我们建议：我国其他地区可以采取类似的措施来加强地中海贫血的防控工作，通过为孕妇提供免费地中海贫血基因检测服务，有效地提高地中海贫血的早期发现率，减少重型地贫儿童的出生，从而减轻社会和家庭的经济负担，提高患者的生活质量。同时，这有助于推动我国地中海贫血防控工作向更加科学化、规范化的方向发展。

措施 9：推广造血干细胞移植治疗，尽早为重型地中海贫血患儿进行移植手术。

研究统计结果揭示了地中海贫血患儿接受移植手术年龄与其总体手术费用之间的显著关联。具体而言，对 6 岁及以下的儿童，移植手术的总体费用均值为 32.2 万元，而当手术年龄推迟至 7 岁及以上时，这一费用均值上升至 39.3 万元。这一结果强调了尽早进行移植手术的重要性。对患儿及其家庭而言，尽早开展移植手术不仅能够提升治疗效果，提高治愈的可能性，也能有效提高患儿的生活质量。长期而言，这有助于减少患儿因疾病而导致的潜在健康问题，减轻家庭在长期护理和治疗上的压力。从经济学角度来看，本研究分析结果显示进行 1 例重型 β 地贫患者手术移植的成本效益比约为 1∶12，同时早期手术的较低费用对于减轻社会及家庭的经济负担具有明显的优势。高昂的医疗费用往往会给家庭带来沉重的经济压力，甚至导致因病致贫。

为此我们建议：通过推广早期手术，可以在整体上降低医疗系统的支出，并为家庭释放更多的经济资源，这些资源可以用于改善患儿的生活环境和其他家庭成员的福祉。

措施 10：加强对地中海贫血患者并发症的流行病学调查，令医疗专家更好地理解并发症风险因素和制定预防策略。

地中海贫血的并发症对患者的生活造成了深远影响，这些影响体现在多个方面。身体健康上，患者可能会遭受心脏疾病、肝脏疾病、骨骼畸形和生长发育障碍等问题的困扰。经济上，治疗这些并发症需要持续的医疗费用，给家庭带来沉重的经济负担。心理上，长期的疾病压力和社交限制可能导致患者出现焦虑、抑郁和其他情绪问题。目前针对地中海贫血并发症的流行病学调查尚少。

为此我们建议：通过系统性的研究和数据收集，深入了解地中海贫血患者发生并发症的情况，包括可能的诱因、发展过程和影响因素，有利于医疗专家更准确地评估患者的健康状况，及时识别潜在的并发症风险，并制定针对性的预防措施和治疗方案，以提高患者的生存质量和健康水平。此外需重视对轻型地中海贫血患者的随访，将地中海贫血患者的整个生命周期纳入流行病学监测。这样的举措有助于降低并发症发生率，减轻患者及其家庭的痛苦，促进地中海贫血患者的全面健康管理。

策略四、关注特殊患者群体

重视地中海贫血患儿中的特殊群体及其发展需求，不仅是对健康公平原则的坚守，更是对每个生命独特性的深切尊重，它引领我们向更高层次的精准健康服务迈进。在地中海贫血的谱系中，中间型患者由于其症状的隐匿性和治疗需求的特殊性，往往成为防控网中的遗漏地带。所有地贫患者在漫长的疾病旅程中，除了对专业医疗的迫切需求，还背负着社会融入的艰难和经济自主的重担。措施 11 和措施 12 呼吁聚焦这些被忽视的儿童发展和社会化需求，弥合现有服务的不足，凸显向高质量发展阶段迈进的新时代要求。

措施 11：针对中间型地中海贫血患儿，提供专门的救治教育和关注。

中间型地中海贫血患儿通常不依赖长期住院，但仍需要定期监测和治疗。提供专门的救治教育变得尤为迫切，旨在提升患者及其家庭的疾病管理能力。实践证明，通过在线课程、患者教育手册和定期的医疗咨询，能显著提高患者对疾病管理的依从性和生活质量。例如，广东省地中海贫血防控项目引入专门教育后，中间型地贫患儿的定期随访率提高了 30%，显示出此类教育的积极成效和可行性。

为此我们建议：通过提供专门的救治教育，可以帮助患儿及其家庭更好地了解疾病特点、治疗方法和预防措施，从而提高患儿的生活质量和健康水平。此外，关注中间型地中海贫血患儿的特殊需求，为他们提供个性化的医疗支持和关怀，有助于提升其治疗效果和生活幸福感。

措施 12：为患者提供职业培训、就业指导和社会福利支持，帮助他们更好地恢复经济能力及融入社会。

慢性疾病患者因病致残、因病致贫的现象较为普遍，地中海贫血患者也面临类似困境。调研结果显示，大部分患儿表示对学校缺乏兴趣，许多人也表示学校会让他们感到不快乐或不安，相当数量的患儿表达了不想上学的愿望，疾病影响了儿童的学校学习和就业能力，进而影响家庭经济状况。因此，为大龄患儿提供职业培训和就业指导，帮助他们重获经济独立，是解决地中海贫血患者社会融入问题和经济困难的关键。

为此我们建议：提供职业培训、就业指导和社会福利支持对于帮助地中海贫血患者更好地融入社会至关重要。具体措施包括为患者提供技能培训和职业规划，帮助他们根据个人兴趣和能力选择合适的职业道路，为患者提供求职技巧、简历撰写和模拟面试等方面的帮助，通过这些措施，患者可以获得必要的技能和知识，增强就业竞争力，提高自我价值感，同时能减轻家庭经济压力。此外，社会福利支持可以为患者提供更多的帮助，帮助他们更好地适应社会环境，提高生活质量。综合来看，提供职业培训、就业指导和社会福利支持是促进地中海贫血患者社会融入的重要举措，有助于他们更好地融入社会并实现自身发展。

策略五、血液资源管理与创新治疗

血液资源管理与创新治疗策略通过确保血源的充足与安全、提高治疗规范性与效率，以及激励社会献血行为，共同构成了地中海贫血防控的重要基石，对提高患者生存率、改善其生活质量具有不可替代的作用。血液资源管理与创新治疗直接关乎患者的生命安全与治疗效果，地中海贫血患者频繁依赖输血治疗，但现实中高达 80.9% 的患儿无法规范输血，其中超过六成是由于缺乏充足血源。因此，优化血液资源管理，创新输血治疗手段，是解决当前困境、保障患者健康权益的必然选择。

措施13：完善血液库存管理系统，探索建立区域间血液资源共享机制，推广血液使用规范化管理。

调查结果显示，地中海贫血患儿无法按照指南要求输血的比例达到80.9%，其中因没有充足血源而未能规范输血的比例达到了63.1%；异地就医的患儿比例高达80.6%，异地就医的原因中，药品、血源等资源充足的比例最高，为21.4%。直接反映了当前血液资源管理存在的严峻挑战，血液资源的短缺不仅影响患者治疗的及时性和有效性，还可能增加因治疗不规范导致的并发症风险，严重威胁患者的生命安全。完善血液库存管理系统并探索区域间血液资源共享机制显得尤为迫切。

为此我们建议：采取措施来改善血源供应、降低输血费用、减少不良反应。此外，探索建立跨区域的血液资源共享机制可能有助于解决局部地区血源短缺的问题。这种机制有利于确保血液供应的稳定性和及时性，从而保障地中海贫血患者能够及时获得所需的输血治疗。该措施包括开发先进的血液库存管理系统以实时监控血液供需，建立区域合作网络以便于血液调配，制定跨区域血液调配策略，推广血液使用的规范化管理，以及提高公众对无偿献血的认识。通过规范血液使用管理，可以有效提高血液资源的利用率，确保患者能够获得安全有效的治疗，并进一步提高地中海贫血患者的治疗质量和生存率。

措施14：血站探索建立献血员服务部，维护献血人员用血权益。

确保献血人员在需要用血时有足够的血液供应，不仅可以提高人们献血的积极性，也可以保障献血人员的健康和生命安全。献血人员作为血液资源的直接来源，其权益保障对于维持稳定的血源供给至关重要。我们在实地调查中发现，献血者对"用血权益"的保障有着高度期待，这直接关联到其献血的积极性与持久性。一些血站成功实施类似的献血者关怀项目，显著提高了献血者的满意度和回捐率，证明了这一措施的可行性和有效性。

为此我们建议：血站通过建立专门的献血员服务部，提高献血过程的效率和质量，吸引更多的人参与献血。同时，建立科学的血液库存管理系统，定期监测血液库存量，及时补充不足的血液，也是确保血液供应充足的重要措施。血站可以通过这些措施，提高献血人员的满意度和信任度，促进献血事业的发展。

策略六、完善患者救助与保障体系

完善患者救助与保障体系是地中海贫血防控策略中的防护网，对保障患者生命健康权、维护社会稳定具有重要意义。措施15着重于通过医疗保险体系的优化来直接减轻患者家庭的经济重担，措施16则着眼于构建更加高效、全面的社会福利支持网络，完善患者救助与保障体系，既是实现医疗公平、保障人权的内在要求，也是构建和谐社会、提升公共卫生服务水平的重要途径。

措施15：扩大医疗保险覆盖范围，提高地中海贫血治疗相关的医疗费用报销比例及年度支付限额，减轻患者家庭经济压力。

调查结果显示，地中海贫血患儿家庭在经济方面承受着较大的负担，尤其是在医疗支出和债务方面。调查显示，地中海贫血患儿家庭平均负债高达17.1万元，远超过他们的平均月收入0.4万元和固有积蓄2.0万元，而移植治疗费用报销比例仅为47.8%。实地调研中我们也发现多地采取了扩大医疗保险覆盖范围、提高地中海贫血治疗费用报销比例及年度支付限额等创新探索。广西对重型地贫患者的救助项目提供了包括输血、服用祛铁药、造血干细胞移植等治疗费用的援助，减轻了低收入患者家庭的经济压力。梅州"关爱地贫·为生命护航"重型地中海贫血公益救助项目，为重型地贫患者援助输血、服用祛铁药、造血干细胞移植的医保报销后自付费用，减轻了患儿家庭经济负担。

为此我们建议：采取一定措施以减轻患者家庭的经济压力，包括将地中海贫血的治疗费用全面纳入医疗保险覆盖范围，以及提高相关医疗费用的医保报销比例和年度支付限额，从而减少患者家庭的自付额。对经济特别困难的家庭，除了医保报销，还可提供额外的经济援助或补贴，这一措施的实施将有助于缓解患者家庭的经济压力，确保他们能够获得必要的治疗和关怀，同时扩大医疗保险的覆盖范围也将为更多地中海贫血患者提供更全面的医疗支持。

措施16：加强和改善社会福利政策，建立"一站式"救助平台，为地中海贫血患者提供更全面的社会支持和救助。

2023年5月，海南省启动了名为"海惠帮"的地中海贫血多层次医疗救助项目。该项目通过"一站式"救助平台，专门为经济困难的地中海贫血患者提供帮助，特别是那些无力承担长期治疗费用的造血干细胞移植患者以及需要持续输血的患者。这一措施有助于减轻患者及其家庭的经济负担，确保他们能够接受必要的医疗服务。

为此我们建议：我国其他地区可参考海南省"海惠帮"项目的模式来建立类似的"一站式"救助平台，以提供针对特定疾病或困境的综合支持，展示政府在社会福利领域的积极作为和创新能力，为患者及其家庭带来希望和实质性的帮助。

案例篇

北京京妍公益基金会筑爱地贫行动

一、项目简介

筑爱地贫行动启动于 2018 年，是北京京妍公益基金会的品牌项目之一。

项目服务于 0～18 岁的地中海贫血重症患者，对进行造血干细胞移植手术后严重排异的地贫患者进行救助。同时，项目联合地方政府、医院等开展基层医务人员培训及研修活动，大力开展地贫科普活动，助力地贫高发地区政府建立并完善地贫防控体系，提升欠发达地区儿童大病诊疗救治水平，致力于推动我国预防和消除地中海贫血疾病。

多年来，筑爱地贫行动在我国地贫高发地区深入扎根，开展了大量的医疗救助、科普宣教及防治工作，积累了丰富的实践经验和社会资源。基于此，北京京妍公益基金会于 2023 年正式启动"零地贫计划"，旨在通过"救助存量、消除增量"的双轨策略，推动我国进入"趋零"地贫的新时代。

二、项目目标

长期目标：力争在中国彻底消除地中海贫血，实现"零地贫"。

中期目标：力争在 2035 年之前推动政府全面解决中、重度地贫患儿的医疗生活双保障；推动相关政策立法的完善与执行，实现制度性遏止地贫再生。

短期目标：2023 年至 2028 年为第二个五年规划期，具体内容为：

·全面加大救助力度，形成救命、康复、助学、助困为中心的全方位救援体系。

·全面展开立体化宣传，力争更广泛地让高发地区的人群了解地中海贫血，从而预防重型地中海贫血的出现。

·全面助力政府推动源头治理，开展我国地中海贫血患者现状调研，联合人大代表、政协委员及专家学者推动公共政策兑现、推进相关立法与制度完善，联手地方政府开展重症地贫患儿救助与地贫问题治理工作。

三、项目内容及成效

筑爱地贫行动旨在通过"救助存量、消除增量"的双轨策略，大力开展医疗救助、义诊筛查、科普宣教、基层医生培训、政府合作、人文关爱等活动，逐渐建立起救命、康复、助学、助困为中心的全方位救援体系，成长为被患者家属及行业广泛认可的地贫领域代表性公益项目。

（一）救助存量：让重症地贫患者重获健康

1. 医疗救助

筑爱地贫行动主要帮助全国范围内 18 周岁（含）以下、家庭经济困难的输血依赖型地中海贫血患者，通过正规医疗救助帮助患者缓解生理痛苦、根治地中海贫血、提高生存质量。

项目根据患者在医疗费用报销之后的自付部分，结合患儿家庭资金准备及其他筹款情况，给予差额救助。项目对符合造血干细胞移植手术救助条件的患儿，最高给予每例 5 万元资助；符合术后排异救助条件的患儿，最高给予每例 3 万元救助。

2. 义诊筛查

筑爱地贫行动联合地贫高发省份的优质医疗资源，开展了筑爱地贫湘间行、筑爱地贫阳江行、健康中国行等多个系列活动，组织权威专家走进湖南、广东、江西、云南、贵州等地贫高发地区的基层医疗机构开展义诊活动，并免费为地贫患儿及亲属进行筛查诊治，帮助患儿进行基因检测和配型检测。义诊筛查系列活动不仅为当地群众提供了免费的医疗服务，还筛查确诊了许多未被诊断的重症地贫患者，帮助患者实现早诊早治。

目前，筑爱地贫行动已覆盖中国大陆所有地中海贫血高发地区，在广东、云南、湖南、贵州、广西、海南6个省份建立救助中心，项目累计支出超5488万元，救助地贫患儿超1378人次，救助人广泛分布于贵州、云南、广东、广西、福建、海南等15个省份。

2024年，筑爱地贫行动直接救助资金超1363万元，帮助466名地贫患者进行造血干细胞移植手术及术后治疗，平均救助金额近3万元/人。据相关部门数据预估，每年全国开展地贫移植手术量约1100例，相当于筑爱地贫行动救助了2024年全国超40%进行移植手术的地贫患者。

筑爱地贫行动还与深圳市儿童医院、东莞台心医院等25家知名医院建立直接合作关系，覆盖全国绝大多数高水平移植医院，成为全国少有的可以覆盖全国的地中海贫血救助项目之一。

2023年启动的健康中国行是筑爱地贫行动用京妍力量助力健康中国的代表性系列活动，活动充分利用筑爱地贫行动项目多年来积累的合作伙伴资源，组织邀请国内顶级医疗团队深入地贫高发地区开展义诊筛查活动，将优质的医疗资源送到患儿家门口。目前，健康中国行系列活动已经在云南、贵州、海南这3个地中海贫血高发省份开展了8站活动，超1000名地贫患儿及家长参加了15场免费义诊活动。

目前筑爱地贫行动以救助额度高、覆盖范围广、申请便捷快速、透明度高等特点，在地贫患儿群体中拥有较高的知名度和美誉度。

（二）消除增量：从源头阻断地贫传播

地中海贫血是一种典型的遗传性疾病，如果夫妻双方均为地贫基因携带者，他们的孩子有25%的概率患上重型地贫。因此，消除地贫增量的关键在于预防和控制地贫基因的传播，实现重型地贫患儿"零出生"。筑爱地贫行动在消除增量方面采取了多管齐下的策略。

1. 科普宣教

筑爱地贫行动通过多种渠道开展地贫科普宣传，包括电视、广播、社交媒体、宣传手册等，向公众普及地贫的遗传机制、防控措施和婚育建议。特别是在地贫高发地区，项目组织志愿者深入社区、高校等人流密集场所开展科普宣教活动，志愿者采取悬挂横幅、张贴海报和标语、派发宣传资料等方式宣传地贫相关知识，提高全社会对地贫患者的共同关注。

每年的 5 月 8 日是"世界地中海贫血日"，为提高公众对地贫的广泛关注和普遍认知，北京京妍公益基金会每年都会联合多家医院开展大型系列活动，倡导全社会聚焦地贫防治，增强人民群众地贫防治的意识。

为减少新冠疫情对项目科普宣教活动的影响，北京京妍公益基金会积极加大微信公众号、视频直播平台、短视频平台等线上渠道的科普力度，联合湖南省儿童医院拍摄 24 期《京妍地贫知识小课堂》科普短片，组织深圳市儿童医院、南方春富血液病研究院等医院的权威专家进行视频直播，多角度、全方位地为处在各阶段的地贫家庭及广大网友带来最专业的科普知识，提高群众对地贫的认知程度。

2. 基层医生培训

地贫高发地区的基层医疗机构是地贫防治工作的第一线。筑爱地贫行动通过培训基层医生，提升他们的地贫诊断和治疗能力，帮助当地基层医疗机构开展健康管理、生育服务等工作。

自 2021 年开始，筑爱地贫行动陆续与湖南省儿童医院、中国人民解放军联勤保障部队第九二〇医院等医疗机构多次合作开展宣教巡讲、线上培训等活动。

2023 年，北京京妍公益基金会利用多年累积的资源对医生培训工作进行系统化升级，在健康中国行系列活动中开展系统化、规范化、专业化的地贫诊疗培训项目。项目通过联合权威医院对基层医护人员进行地贫防控、产前诊断、最新治疗进展等内容的分享与培训学习，通过医联体单位的协同作用，一起将技术资源传递给基层医疗机构。目前，健康中国行已与云南、贵州、海南当地的卫健部门合作，开设了 8 次地贫诊疗培训班，约 700 名基层医生参与了现场培训，部分培训课程还进行了网络直播。

截至 2025 年 1 月，筑爱地贫行动共培训医生及基层医务人员超 2000 名，涉及儿科、血液科、产科、保健科等众多专业领域。

3. 人文关爱

深入开展筑爱地贫行动多年，项目组发现许多地贫家庭存在患儿精神压力大、家庭就医经济困难等问题。筑爱地贫行动秉持"每个受助者都是京妍家人"的理念，以地贫患儿和家庭为服务对象，整合医院和社会资源，提供物资捐助、学业支持、心理疏导等支持与服务，协助患儿及其家庭勇敢面对疾病带来的痛苦及创伤，积极应对治疗带来的经济困难和就医压力，帮助更多地贫家庭重获健康、幸福和希望。

四、"零地贫计划"

在多年深入扎根地中海贫血医疗救助的基础上，北京京妍公益基金会于 2023 年正式启动"零地贫计划"，这是基金会从细分领域专业型的个案救助逐步向改变系统的积极探索。

"零地贫计划"直接与地贫高发地区的政府机构开展合作，资助当地困境患者接受治疗，帮助其开展地贫筛查，组织权威专家开展免费的地贫诊疗培训，帮助当地基层医生提高医疗服务水平，使当地患者实现早诊早治。

同时，积极推动地方政府将地中海贫血纳入婚检必检项目，为婚育人群提供免费的地贫筛查、诊断及由此产生的医学干预等服务，为当地开展地贫防治工作提供资金、技术等资源支持，助力政府推动源头治理，全面推动预防与减少出生缺陷。

作为政策试点型项目，"零地贫计划"旨在通过在地贫高发地区开展试点工作，总结不同经济发展区域地贫清零的经验及政策、经济模型，在全国范围内进行推广。北京京妍公益基金会在其中充分发挥催化剂和放大镜的作用，撬动政府资源，支持地方政府实施地贫防控及清零。

目前，北京京妍公益基金会先后与云南省西双版纳傣族自治州，贵州省贞丰县、罗甸县、三都水族自治县签署合作协议，开展"零地贫计划"试点工作。

——云南西双版纳试点

2023 年 11 月，北京京妍公益基金会与西双版纳政府签约，"零地贫计划"西双版纳试点工作正式启动。一年多的时间里，北京京妍公益基金会分别于 2023 年 11 月和 2024 年 12 月在当地开展健康中国行系列活动，双方合作开展 4 场义诊活动，免费义诊超 163 个地贫家庭，培训当地基层医生 68 名，资助 15 名西双版纳籍地贫患儿进行造血干细胞移植手术及术后排异治疗，资助金额 52 万元。

五、影响力

筑爱地贫行动开展多年，北京京妍公益基金会已成长为中国地中海贫血领域最具影响力的公益组织之一，基金会及项目受到地方政府、合作医院和患儿家长高度评价，被多家媒体关注及报道。

筑爱地贫行动荣获第八届中国公益年会"2023 年度中国公益项目"、华夏时报社华夏年度公益项目、中国慈善家慈善盛典"年度优秀案例"等多项荣誉，并入选慈善北京成果展优秀案例。

北京京妍公益基金会及理事长宋妍女士也多次荣获中国慈善家·微博慈善盛典"年度榜样机构"、第八届中国公益年会"2023 年度中国公益人物"、行动者联盟 2024 公益盛典"十大公益人物"等多项荣誉。

深圳市儿童医院医务社工服务实践简介

　　深圳市儿童医院高度重视慈善公益工作，在医院服务管理中，以人的需求和价值为出发点和落脚点，以整合社会资源为重要手段，帮助医患双方特别是患方及其家庭解决健康、经济、心理或社会问题，提供人文关怀，将人文关怀嵌入医院服务管理体系中，全面改善医疗服务质量。

　　2008 年，医院通过政府购买社工服务引进全市首批医务社工，为贫困病童提供医疗救助。为了更好地发展慈善公益工作，2013 年 9 月，医院正式成立"社工部"，负责全面统筹医院的医务社会工作与慈善公益工作。多年来，医院社工部在医疗救助、病童关爱空间、儿童医疗辅导、安宁疗护、儿童保护、医务人员关爱空间、志愿服务等领域进行了"政府 + 医院 + 社会"的医务社工实务模式探索，帮助病童家庭缓解经济压力、舒缓创伤，增进他们的疾病适应力、社会康复和社会融合度，加强医患共融，医院也在此过程中逐步积累起医务社工实务经验。

　　深圳市儿童医院的医疗救助服务开始于 2008 年，截至 2024 年，在各医疗救助专项、社会爱心人士和组织的支持下，医院共有超过 4000 人次困难家庭患病儿童获得超过 1 亿元的医疗救助款。为了帮助贫困家庭病童应对因疾病产生的"家庭灾难性医疗支出"及可能带来的生活风险，深圳市儿童医院医务社工将项目管理和个案管理相结合为病童及其家庭提供服务。

一、项目管理

　　项目管理是一个医务社工整合医疗救助资源向病童及家庭进行服务输

出，并不断提高项目质量的过程，流程主要包括评估需求、设计方案、定向寻找合作方、接洽与项目落地、执行、流程优化、总结等。在具体实施方面，医务社工首先向相关科室进行需求调研并结合自身工作经验形成医疗救助专项实施方案，方案将介绍特定病种病童及其家庭的现状和需求，结合临床建议制定救助标准，并详细分解项目执行流程，保证项目具有可行性。在完善方案后，医务社工开始与潜在合作方接洽以寻求合作、整合资源。此后，合作方对实施方案提出调整建议，双方沟通一致后项目落地。项目后续将按照双方认可的方案执行，并由医务社工、医务人员定期反馈，保证项目的持续优化。阶段性项目报告或结项报告是项目良好运行必不可少的环节之一，因此医务社工将定期整理项目受助者、救助款支出等明细向合作方汇报，保证合作方清楚了解项目的执行细节、成效和可改进的流程等。

截至 2024 年，医院已建立院内医疗救助专项 40 个，基本可覆盖全院所有病种。与此同时，医务社工还持续与外部医疗救助资源保持联系，如技能培训项目，市级、省级或国家级医疗救助项目等，为病童家庭提供多样化的救助资源和医疗咨询。

二、个案管理

社会工作领域的个案管理是指社工通过协调、链接及整合资源的方法，为具有多重困境与需要的病童家庭提供全方位的服务，帮助病童家庭摆脱困境、强化他们的资源网络及帮助他们提高资源使用能力。简单来说，个案管理就是为遭遇复杂困境的病童家庭提供包裹式的"一揽子"综合性服务。[1]由于病童家庭群体具有多重复杂困境和需要，因此深圳市儿童医院医务社工在已有医疗救助项目的基础上充分整合资源，为病童家庭提

① 姜元一，周晓春，关婷，等.医务社会工作中通用模式的个案管理关键节点研究［J］.中国医院院长，2021，17（Z1）：84-90.

供可满足他们生理、心理、社会、精神等多方面需求的服务。

1.面谈与预评估：医务社工的服务对象主要来自医务人员内部转介、医务社工主动发掘、病友家长转介、病童家长主动求助等。医务社工在初次面谈过程中对病童病情、治疗花费、家庭结构、家庭经济和社会支持等情况做需求预评估。

2.救助项目申请：医务社工通过预评估可以发现病童家庭存在如院内就餐、过渡性住宿、治疗费用救助的需求，因此，医务社工会协助家庭申请"爱心盒饭"、"爱心小家"、指定病种或全病种医疗救助等项目，解决病童家庭当下面临的迫切问题。

3.情绪支持：随着病童家庭最急迫的问题得到缓解，医务社工的工作重点开始转向为家庭成员提供情绪支持。在日常工作中，医务社工发现病童和家属普遍感到恐惧、焦虑、担忧、愧疚等，因此社工不仅坐在电脑前为病童家庭链接救助资源，也会走进病房为病童提供绘本阅读、医疗手工、艺术治疗等医疗辅导服务，帮助病童更好地适应住院生活和医疗环境，降低其恐惧和焦虑程度，提高他们的治疗配合度。为应对长期住院病童缺席学校课程及由此引发的家长焦虑情绪的问题，社工链接了线上、线下相结合的公益课程资源，为病童出院后融入课堂做准备，一定程度上缓解了家长的焦虑情绪。对于罹患重大疾病的病童家庭，医务社工提供的安宁疗护服务也十分必要。安宁疗护的"四全照顾"理念指导医务社工和各领域专业人员为病童家庭提供全方位的人文关怀服务。

4.重建社会支持网络：慢性或重大疾病病童可能面临巨大的治疗费用支出，这不仅影响家庭的经济情况，还可能冲击家庭的社会关系网络，使本就困难的家庭面临社会支持系统的崩坏。为了帮助病童和家庭重建或增强社会支持系统，医务社工链接资源建立起"生命小战士会""肾病俱乐部"等病友及家庭互助团体。其中，病童家长以"过来人"的身份与新确诊家庭分享抗病经验和心路历程，医务人员则定期开展科普课堂，向病童照护者普及治疗知识和护理技巧，帮助病童和家长更好地投入治疗、适应疾病。即使在病童出院后，医务社工仍然充当黏合剂，联结新发和康复家庭、病童家庭和医务人员、医院与社区，致力于为病童家庭提供全程服务。

三、服务案例——以地中海贫血救助项目为例

2024 年以来，深圳市儿童医院共为 89 人次地贫患儿链接医疗救助款 2366451.89 元，用于患儿的治疗费用，极大地缓解了地贫患儿家庭在医疗费用方面的经济压力。

地贫患儿亭亭是接受过医务社工帮助的一个孩子，亭亭父母身上纯朴、善良和坚强的特质给医务社工留下了深刻的印象。亭亭 5 个多月的时候被确诊为重型地中海贫血。医生告诉亭亭父母，想要维持亭亭的生命，就必须长期输血祛铁治疗。就这样亭亭开始了漫长的治疗历程，每个月亭亭的妈妈都要带着他到老家的县城输血，因为血库血量不足，他们经常需要辗转多个县市才能给亭亭输上血，很多地方的输血未纳入医保报销范围，因此输血的费用只能家长自己支付，每个月输血 1000 多元的费用对本就清贫的家庭来说无疑是雪上加霜。除了输血，每月还要支出上千元购买排铁药和排铁针。全家的开支靠爸爸务农和偶尔打零工维持。就这样，每个月固定输血、每周打排铁针、每天吃祛铁药，频繁的输血、打针、吃药一直持续了 12 年。

因为长期的输血和祛铁会产生副作用，亭亭逐渐出现了脾脏肿大的症状，2022 年医生说再不移植造血干细胞会有生命危险。亭亭父母带着亭亭辗转多地，最终在病友的介绍下来到深圳市儿童医院，在供者配型、术前体检、术前化疗等一系列准备完成之后，医生安排亭亭于 2023 年 2 月 2 日进入移植仓，2 月 10 日植入供者的造血干细胞。

多年的输血祛铁治疗，使原本不富裕的家庭更加穷困潦倒，费用成了亭亭移植手术最大的障碍。了解到亭亭的治疗经历和家庭情况，医务社工向家长介绍了北京京妍公益基金会"筑爱地贫行动"医疗救助项目，协助家长准备申请材料，最终帮亭亭申请到了 5 万元救助基金，加上其他爱心

机构和爱心人士的帮助，亭亭顺利完成了移植手术。

一路走来，太多的社会各界爱心人士帮助亭亭，亭亭爸爸深受感动，因此加入了地贫宣传志愿者的队伍，经常出现在地贫的义诊和科普活动现场，结合自己的经历积极地宣传地贫防治知识。

亭亭的治疗经历和其家庭的经历是无数地贫患儿的缩影。长年累月的治疗不仅给地贫患儿带来生理上无尽的痛苦，还让本就困难的家庭一贫如洗。每一个地贫患儿和家庭都承受着常人难以想象的经济压力和心理压力。

四、总结

（1）深圳市儿童医院医务社工通过项目管理和个案管理，满足患儿家庭的生理、心理、社会等多方面需求。

（2）医务社工始终关注服务对象的尊严和价值，关注患儿家庭的自主性，在服务过程中致力于实现患儿家庭自身的能力建设，实现助人自助。

（3）尽管已经探索出较为成熟的服务模式，但深圳市儿童医院医务社工服务的发展仍面临一些现实问题，如医务社工紧缺使服务范围受限、全病种医疗救助项目资源匮乏导致部分确有需要的患儿无救助资源等。

聚力赋能，提升医疗"暖"实力

——湖南省儿童医院医务社工服务经验分享

为进一步提升医疗服务质量，推进医学人文关怀、提升患者满意度、增强就医体验感，湖南省儿童医院建立了"医护＋社工＋志愿者"的跨专业合作服务模式，旨在为地贫等医疗困境患儿提供就医指导、疾病咨询、个案管理、真情回访等涵盖"院前－院中－院后"的全病程健康管理，协助患者和家属解决与疾病相关的社会、经济、家庭、心理等问题，实现对患者的全人全程全照护服务。

一、用心成就善行，做医疗服务的"咨询者"

湖南省儿童医院 2021 年与省民政厅联动，启动"儿童医疗健康直通车"项目，旨在推动医务社工协同基层社工站社工共同为医疗困境儿童开展覆盖"院前－院中－院后"的健康社会工作服务。

院前，"双社协同"组织医护团队进基层开展义诊筛查、健康教育、转诊咨询等，让基层群众获得省级优质医疗资源服务，同时提升社会大众对常见疾病防治知识的了解。

院中，科室慈善联络员和医务社工共同为医疗困境家庭进行慈善救助政策及医保问题咨询答疑。同时，医务社工针对患儿及其家庭开展疾病适应、情绪疏导、医患沟通、病房陪伴等服务，从身体康复、心理情绪、社会层面提供专业的关怀服务。此外，为更好地促进患者康复，医务社工协助医护人员开展健康宣教会，提高患者及家庭对疾病的认知，掌握正确的护理技巧。

院后，医务社工会持续回访患者出院后的情况，及时了解患者的心理状态，采取安慰、鼓励、指导等支持性心理疏导，同时了解患者出院后服药的依从性、用药后的效果、是否有不良反应等。对患者的病情进行动态关注，促进患者遵医行为的养成，提高生活质量。

二、责任尽职成事，做社会资源的"链接者"

医院社工积极引进公益资源，为就医存在经济困难的患者缓解医疗经济压力，延续治疗希望。医务社工服务个案时，为其匹配救助项目和寻求新的公益资源，尽可能地减轻困难家庭医疗和情绪负担。近几年，医院通过"医护＋社工＋志愿者"的跨专业合作，为医疗困境患者开展个案服务，提供丰富住院生活、克服医疗恐惧、解决医疗经济问题、提高治疗依从性等个性化服务。

以地贫患者为例，医院与北京京妍公益基金会合作的"筑爱地贫项目"已为55名地贫患者提供近180万元救助款，极大减轻了地贫家庭的经济压力。医务社工链接了"加油宝贝之心愿行动"项目，为孩子们提供个性化的"心愿礼物"和给予关怀的"心愿盒子"，缓解了他们的焦虑和压力，鼓励他们更加积极地面对治疗。医务社工针对移植进仓前的地贫患者链接志愿者开展爱心义剪活动，为进仓患者及陪护人解决"头"等大事，降低感染风险。此外，医务社工对接"为爱发生"公益项目为有需要的地贫患者免费提供假发，增强其术后的自我认同感与自信心。

三、人文赋予温度，做呵护情绪的"支持者"

地贫等血液病患者需要长期被照护，这使患者及家属的日常生活受到诸多限制，在身体、心理上都承受着巨大压力，容易产生焦虑情绪。对此，医务社工及时介入，运用专业技巧进行适当的干预，有效缓解患者及照顾者家属的心理情绪压力。

小辉（化名）出生3个月时被确诊为地中海贫血，社工在病房见到小辉的时候他已经7岁了。当时的他正在大声地哭泣，原因是他觉得护士换药时用的大剪刀很可怕。于是社工给他分享了剪刀"冰仔"的故事，向他传递了一条信息：剪刀是友好的、安全的，剪刀不会伤害小朋友，甚至只对纱布感兴趣。

"冰仔"是一把害羞的剪刀，平时躲在盒子里，不到它上台，它从来不露面，护士姐姐需要它的时候，它圆圆的、光滑的刀背就贴在孩子的皮肤上往前走，因为它摸起来总是冰凉凉的，所以名字叫"冰仔"。它有一个秘密本领，就是吃纱布，看到纱布的它，就会张大嘴巴，把纱布一口一口咬开吃下去，然后它擦擦嘴巴满意地回到盒子里睡大觉，小朋友就可以在护士姐姐的帮助下换药了。

运用"冰仔"的故事，社工引导小辉跟随故事预演了自己和大剪刀从相遇到分开的过程，预演了自己可能的感受，小辉害怕的感觉也就慢慢消失了。

医务社工驻点科室工作近两年来，工作成效慢慢显现，及时发现和处理患者的非医疗问题，为更多患儿和家属提供人文关怀，促进医患和谐、提升医疗服务质量。

为异地就医的大病患儿提供一处爱的港湾

北京同心圆慈善基金会是一家纯民间的非公募基金会，成立于2016年6月，团队伙伴来自一线志愿者，在扶危济困、传递温暖的使命驱动下开展三个方向的公益帮扶，即大病救助、赈灾救援和国际人道主义救援。

大病救助模式基于一线调研和工作中探索到罹患大病患者家庭遇到的三个核心需求，如图1所示，大病救助从两大方向开展有效帮扶：

1. 针对受益对象的帮扶
2. 吸纳愿意付出的群体

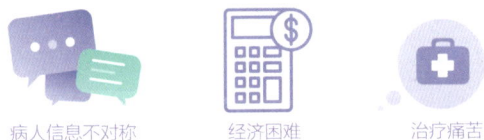

病人信息不对称　　　经济困难　　　治疗痛苦

图1　大病救助模式基于一线调研和工作中探索到罹患大病患者家庭遇到的三个核心需求

为解决异地患儿就医居住难问题，同心圆在全国18个城市设立了37个小家，依托爱心小家，又设立了各地救助站，以救助站为中心，开展公益帮扶，同心圆像一根线，串联医院、医护人员、慈善基金会、爱心企业、爱心志愿者、社会贤达、互联网平台、爱心媒体、病友志愿者，每一个参与者像一颗珍珠一样，参与帮扶项目，大家携手穿出一个爱的同心圆。

01　服务流程

接到个案─介入关怀─评估患儿及家属需求─制订方案─链接社会资源─持续跟进并执行─总结

02　服务个案

2013 年，2 岁的广东籍患儿小苹果被确诊为重症地中海贫血症。从此，小苹果一家就开始与地贫展开了一场长达 12 年的斗争。2023 年 1 月，在医生的建议下，小苹果在深圳儿童医院进行了异基因造血干细胞移植（骨髓移植）。移植后的小苹果不仅要定期去医院复查，还要按时注射昂贵的进口药物——丙球。为了给孩子治病，家中已是负债累累，但想到移植后，小苹果就有希望痊愈，有希望彻底"脱贫"，小苹果的父母就感觉付出一切都值得。"债务我来还。"小苹果父亲说。但 2024 年 1 月，小苹果身上多处出现血点，让一家人再次陷入恐慌中，小苹果父母立即带孩子入院检查，检查结果显示，小苹果脑部有出血，血小板极低，情况危急。2 月 15 日，小苹果因病情危重住进了重症监护室。

小苹果生命垂危，妈妈非常担心，一步也不愿意离开 ICU，她笃定离孩子越近，越能给孩子勇气和力量。

同心圆服务计划：

一、安排家长入住同心圆小家，让家长补充体力，更有力量守护孩子。

二、关注家属心理变化，定期陪伴家长，让家长有依靠的力量，减少焦虑情绪，对康复更有信心。

三、与院方相关工作人员充分沟通患儿的病情。

四、时刻关注患儿治疗费用，以便及时链接社会资源。

五、根据患儿家庭情况，调整陪伴方案，让家庭感受温暖和关爱。

2024 年 2 月 22 日，深圳市儿童医院社工晓玲老师在 ICU 外看到在塑胶椅子上休息的小苹果家长，上前了解情况。得知孩子的病情和家庭情况后，为家长推荐了北京同心圆深圳小家。同心圆工作人员黄老师此时恰好在深圳小家，当即前往 ICU 外看望家长，小苹果妈妈面容憔悴，忍不住流泪。黄老师鼓励她要先照顾好自己，才有体力照顾孩子，一切都会过去。小苹果妈妈如同见到亲人般，紧紧地抱住黄老师，一旁的小苹果爸爸准备好申请资料后，喜极而泣，并说道："感谢社会好心人。"当天，夫妻二人就被安排入住了同心圆小家。

2024 年 2 月 23 日是元宵节前一天，社工得知小苹果妈妈因担心孩子病情多日吃不下饭，情绪低落。中午，黄老师带着饭菜来到 ICU 外，一边将饭菜递给夫妻俩，一边说："我们一起吃，正好也聊聊孩子的情况。"小苹果父母接过饭菜，勉强答应。小苹果妈妈仍吃不下饭，吃几口就盯着 ICU 的大门，唯恐小苹果出现意外自己不知道。黄老师安慰她说："相信现代医学，也相信孩子的意志力，他会好起来的。你也要先照顾好自己，等孩子从 ICU 出来后，第一时间看到心心念念的妈妈憔悴不已，瘦得认不出来，孩子也会难过的。"听到这番话，小苹果妈妈的情绪逐渐好转，开始大口吃起饭菜，"这是孩子住院以来，我们吃得最香的一顿。黄老师，你就像我的亲人一样，和你一起吃饭特别香。""那我就是你最近几天的饭搭子了。"黄老师说完，三人一起笑了。

之后，黄老师经常准备好早餐或者午餐，带到医院与夫妻二人一边吃一边讨论孩子的病情。小苹果的妈妈也不再愁肠满腹，脸上逐渐露出了久违的笑容。

2024 年 2 月 27 日，小苹果的病情急转直下，连续几天血小板值跌落至 1，医生用了各种治疗手段也升不上来。黄老师特地前往血液科向刚刚查完房的王晓东主任询问小苹果的情况，王主任很坚定地说："我们对孩子的治疗很有信心，会尽力挽救小苹果。"黄老师第一时间将王主任的话告诉小苹果妈妈，小苹果妈妈犹如吃了一颗定心丸，说："这样我今晚也能睡着了。"

2024 年 3 月 1 日，小苹果需做切除脾脏手术。手术前，主刀王主任看到夫妻二人一脸担忧，说："我们团队之前曾给一些病情比小苹果更严重的孩子做过切脾脏手术，都成功了。"小苹果爸爸还未等医生说完，两手合十，一个劲儿地说："谢谢大夫，谢谢！我们放心。"

2024 年 3 月 4 日，切脾脏手术成功的小苹果转到了普通病房。这意味着危急暂时解除，黄老师前往普通病房看望小苹果时，孩子还是很虚弱，躺在床上，瘦骨嶙峋，且还不能进食，不停地对妈妈喊："我饿了。"但医生规定小苹果只能输液、喝微量的水，何时进食要等检查结果和医生通知。黄老师偷偷问小苹果："宝贝，你最想吃什么？告诉阿姨，阿姨记下来，等你可以进食了，我把好吃的都买回来，让你吃个够。""草莓。"小苹果说。

2024 年 3 月 10 日，黄老师再次到医院看望小苹果时，这小子已经能坐起来看平板电脑了，还一脸得意地告诉黄老师："阿姨，我现在可以吃粥、青菜了。""草莓这就安排。"黄老师说完，两人哈哈大笑……

2024 年 3 月 20 日，小苹果已经顺利出院，并与父母暂住在同心圆小家。恰好这天是春分，黄老师在小家做"春分"主题的康乐活动。此时，小苹果化身黄老师的小助手，一会儿给其他小朋友发放活动材料，一会儿帮助弟弟妹妹做手工，忙得不亦乐乎。活动结束后，黄老师从包里拿出红彤彤的草莓时，小苹果开心地跳起来："我的最爱，我要吃草莓了。"看到小苹果的贪吃样，现场的人都开心地笑了。

小苹果需定期复诊，在深圳还要住至少三个月。一家人为了不给基金会添麻烦，也为了让更多和自己有同样遭遇的患儿家庭能及时入住小家，在小家入住了 35 天后就在深圳龙华横岭地区顺利租到了价格合适的房子。2024 年 5 月 8 日"世界地贫日"，这天恰好黄老师到横岭参加地贫日活动并组织爱心义卖。在义卖现场，又遇到了小苹果爸爸。爸爸说，孩子的病情逐渐趋于稳定，每天不再提心吊胆了。如今，他也有心情出门参加活动了，今天帮助基金会义卖，整理物资，还主动加入了同心圆志愿者。

几日不见小苹果，黄老师竟然有点想他。5月底，黄老师前往小苹果一家在深圳租住的房子。房子小虽然，很拥挤，但打扫得干净整洁。而眼前的小苹果妈妈精神焕发，与两个月前憔悴、忧伤的状态形成了鲜明的对比。最让黄老师眼前一亮的还是小苹果，他身上的出血点都没有了，不仅胖了，脸色也红润了，恢复得像健康孩子一样，"这小子真帅啊。"黄老师夸奖道。

小苹果爸爸说自己在家附近打零工，有时一天做四五份零工，虽然辛苦，但只要孩子健康，一切都值得。"没有什么困难是克服不了的，我们相信一切都会越来越好。"小苹果妈妈笑着说。

六一儿童节前夕，同心圆在龙华横岭小水滴爱心课堂，携手"崇上基金"一起给大病儿童开展了一场六一音乐活动并派发礼物，小苹果也来参加了。小子又帅了几分，还为小朋友们表演了节目。活动结束前，小苹果说，想念老家的哥哥和小伙伴了。大家一起鼓励他，再坚持几天，等身体指标达到标准，就可以回家见小伙伴了。

2024年7月5日，黄老师收到小苹果爸爸的信息，他们一家人已经回到了老家，并附上一张孩子的照片。照片里的小苹果正在妈妈的帮助下洗头发，看到孩子的变化，黄老师心里甚是欣慰。小苹果爸爸说，8月底一家人要去深圳，小苹果该复查了，自己也提前预约了同心圆小家。"回家看看。"小苹果爸爸说。

一、社会影响与成效

（一）减轻家庭经济负担

同心圆爱心小家旨在减轻异地就医的重病患儿家庭的经济负担，并为患儿家庭打造温暖的港湾。对许多来自外地的家庭而言，大城市高昂的住宿费用是他们难以承受之重。而爱心小家提供的免费住宿服务，无疑为他们减轻了巨大的经济压力，使他们能够更加专注于患儿的治疗和康复。此外，项目还可能通过合作伙伴关系，为患儿家庭争取到医疗费用的部分减免或援助，用于补贴治疗费用高昂但家庭经济困难的患儿。这种全方位的多维度支持，让患儿家庭能够更有信心面对治疗过程中的各种挑战，降低因经济压力而放弃治疗的概率。

（二）提升就医体验

项目的实施不仅改善了患儿家庭的住宿条件，还增强了患儿的就医体验。通过日常管理员陪伴、病友互助等服务，项目帮助患儿家庭更好地适应异地就医的生活节奏，减少了因不熟悉环境而带来的不便和困扰。同时，小家内会定期举办健康讲座、心理辅导等活动，邀请专业医生和心理咨询师为患儿及家长提供心理支持和情绪疏导，帮助他们建立积极的心态面对疾病。此外，项目还鼓励家庭间的交流，形成了一种温馨的社区氛围，让患儿在治疗过程中感受到来自同伴和家庭的温暖与鼓励。

（三）促进社会公益文化

爱心小家项目的成功运作，不仅体现了社会对重病患儿家庭的关爱和支持，也促进了社会公益文化的传播和发展。项目吸引了众多企业、学校、志愿者等社会力量的参与和支持，形成了良好的社会示范效应，倡导更多人关注特困群体、参与志愿服务，共同构建更加和谐、包容的社会环境。同时，项目还鼓励家长自助互助、传递温暖和正能量，为构建和谐社会贡献了力量。

二、未来展望

综上，爱心小家项目的成功实践为我们提供了宝贵的经验与启示。通过爱心小家等儿童福利项目持续开展，我们也希望提高困境儿童及其家庭的社会福利意识，增强福利需求方对福利政策的了解和认知，使其形成对儿童福利政策的积极态度和主动求助意识。

未来，我们希望能够继续深化爱心小家模式的应用与推广，进一步加强政府、企业、社会组织及公众之间的合作，构建多方参与、共同发力的合作机制；旨在进一步织密政府、企业、社会组织及公众之间的合作网络，构建一个多元共治、协同高效的合作生态体系。政府应提供政策引导与资金支持，企业可发挥资源和技术优势，社会组织则专注于服务提供与社区动员，公众则通过捐赠、志愿服务等方式积极参与，形成全社会共同关注和支持儿童福利事业的良好氛围。

同时，我们将秉持开放包容的态度，不断吸取国际儿童福利领域的先进理念与实践经验，紧密结合我国实际国情，勇于探索，积极创新，推动儿童福利立法的完善与政策体系的创新。制定更加完善的儿童福利法律法规体系，明确儿童权益保障的标准与责任主体。同时，创新政策手段，如设立专项基金、实施税收优惠等激励措施，鼓励更多社会力量参与儿童福利事业。我们希望推动儿童福利体系的全面进步与发展，为所有儿童创造一个更加安全、健康、快乐的成长环境，打造一个无忧无虑、充满爱与希望的成长乐园。

帮助他人，会遇到更好的自己！

附　录

附录 1：

我国地中海贫血主要政策（中央）与主要内容

印发时间	印发部门	政策 / 项目名称	主要内容
2009 年	国务院	国务院关于进一步促进广西经济社会发展的若干意见	加强婚前和孕前优生健康指导，开展地中海贫血筛查，降低出生缺陷和先天性残疾发病率
2012 年	国家卫生计生委	地中海贫血防控项目	在广西等 7 个地中海贫血高发省份免费为育龄夫妇提供地贫筛查、基因检测和产前诊断服务
2012 年	国务院	卫生事业发展"十二五"规划	加大出生缺陷干预力度，开展出生缺陷三级综合防治……加强地中海贫血防控
2014 年	国家卫生计生委	地中海贫血防控项目	项目实施范围进一步扩大至 10 个省（区、市）的 71 个县（市、区），实现地贫高发省份全覆盖
2014 年	国家卫生计生委	国家卫生计生委关于做好新形势下妇幼健康服务工作的指导意见	推进地中海贫血防控试点项目，逐步拓展项目覆盖面。加强产前诊断能力建设，不断提高产前筛查和产前诊断水平。通过综合防治，切实提高出生人口素质
2016 年	国务院	国务院关于印发"十三五"卫生与健康规划的通知	做好出生缺陷综合防治工作，通过新生儿疾病筛查等途径推进地中海贫血的防控，并落实工作开展主体，指定国家卫生计生委（现国家卫生健康委员会）和财政部为负责单位
2018 年	国家卫生健康委	全国出生缺陷综合防治方案	在南方 10 个高发省份深入开展地中海贫血防控项目，逐步扩大项目范围。广泛开展一级预防。大力普及防治知识，针对不同婚育阶段的目标人群，统筹落实婚前医学检查、孕前优生健康检查、地中海贫血筛查等服务，减少出生缺陷发生 针对包括地中海贫血在内的严重出生缺陷疾病，逐步制定和完善相关防治规范和指南
2019 年	健康中国行动推进委员会	健康中国行动（2019—2030 年）	在高发省份深入开展地中海贫血防控项目，逐步扩大覆盖范围 对确诊的包括地中海贫血在内的严重出生缺陷病例，及时给予医学指导和建议（卫生健康委牵头，财政部按职责负责）

附　录　▶ 173

续表

印发时间	印发部门	政策／项目名称	主要内容
2021年	国务院	中国儿童发展纲要（2021—2030年）	加强知识普及和出生缺陷防控咨询，推广婚姻登记、婚育健康宣传教育、生育指导"一站式"服务……加强地中海贫血防治
2021年	国家卫生健康委	健康儿童行动提升计划（2021—2025年）	完善出生缺陷防治网络 加强临床遗传咨询、遗传病诊治等出生缺陷防治紧缺人才培养 建立健全县级能筛查、地市能诊断、省级能指导、区域能辐射的出生缺陷防治网络
2022年	国家医疗保障局、人力资源和社会保障部	国家基本医疗保险、工伤保险和生育保险药品目录（2022年）	用于治疗 β - 地中海贫血成人患者的红细胞成熟剂"注射用罗特西普"（商品名：利布洛泽）纳入国家医保目录
2023年	国家卫生健康委	出生缺陷防治能力提升计划（2023—2027年）	深化防治服务。加强知识普及和健康教育，规范产前筛查和产前诊断 强化地中海贫血等单基因遗传病防治 加强地贫患儿诊疗工作，研究建立地贫诊疗协作网或专科联盟
2023年	国家卫生健康委	建立全国地中海贫血防控协作网	在10个省份遴选101家医疗机构组建全国协作网，旨在进一步发挥优质医疗资源辐射带动作用，推进落实防控、诊疗、协作、保障、病例登记和科学研究6项任务，在协作网单位之间建立畅通的地贫防控和临床诊疗协作机制，促进资源共享，提高防治能力，推动建立预防、筛查、诊断、治疗、患者健康管理全流程服务模式
2023年	国家卫生健康委等6部门	关于公布第二批罕见病目录的通知	将重型地中海贫血纳入罕见病目录

附录2:

广西、海南、梅州三地地贫清零政策主要内容与措施

地区	时间	政策名称	主要内容	主要措施
广西	2018 年	广西严重类型地中海贫血胎儿零出生计划实施方案	提出重型地贫患儿出生率小于 0.3 等一系列目标	强调综合防治和全程管理 将免费地贫基因诊断、产前诊断对象由广西农村户籍人口扩展为广西城镇、农村户籍人口全覆盖 突出重点人群宣传教育
	2019 年	广西地中海贫血防治三年行动计划（2019—2021 年）	力争到 2021 年，全区重型地贫胎儿出生率降至万分之 0.3 以下	为夫妇双方或一方为广西户籍的婚育人群提供地贫"五项免费技术服务"① 配备必备的检测设备 依托"桂妇儿健康服务信息管理系统"开发地贫防治管理模块等 建立地贫患者健康管理机制、建设地贫患者造血干细胞移植仓、开展贫困重型地贫患者造血干细胞移植救助行动等
	2022 年	广西卫生健康发展"十四五"规划	严重类型地中海贫血患儿出生率下降至万分之 0.22	加强地中海贫血防治工作 以地中海贫血等重大疾病为重点，加强基础研究和科技攻关
海南	2023 年	关于进一步优化地中海贫血综合防治措施的通知	首次提出重型地中海贫血患儿出生率小于万分之 0.3 的"零出生"工作目标	全面开展婚育一站式服务：对新婚夫妇和计划怀孕的夫妇进行免费地贫筛查、对筛查阳性的提供免费地贫基因检测、地贫基因检测高风险的怀孕夫妇会转介到产前诊断中心免费进行产前诊断，在知情同意的情况下，对产前诊断为中间型或重型的地贫患儿孕妇提供干预② 加强地中海贫血防治知识宣传教育。强化黎族、苗族重点人群检测，在孕前或孕期免费提供 1 次地中海贫血基因检测服务 对现症重型和输血依赖中间型地中海贫血患者建档管理，做到"一人一档、一人一方案"

① 即孕前夫妇免费地贫初筛、初筛阳性夫妇免费复筛、双阳夫妇免费基因诊断、高风险孕妇免费产前诊断、重症地贫胎儿免费医学干预。

② 海南省新闻办公室.海南省地中海贫血综合防治新闻发布会［EB/OL］.（2023-12-27）.
https://www.hainan.gov.cn/hainan/szfxwfbh/202312/8f4d95b49708473086bc5a485016c76a.shtmll.

续表

地区	时间	政策名称	主要内容	主要措施
海南	2023 年	海南省出生缺陷防治能力提升计划（2024—2027 年）	力争到 2025 年全省重型地贫胎儿出生率降至万分之 0.3 以下，以后年份继续保持	开展精准的遗传学诊断、生育风险评估和遗传咨询 深入实施地贫防控公共卫生服务项目，将地贫筛查纳入婚前、孕前和孕期检查内容，强化重点人群检测，建立重点人群地贫基因档案 研究建立地贫诊疗协作网或专科联盟，提升地贫防治管理和科研水平
梅州	2014 年	进一步落实出生缺陷干预措施加强地中海贫血防控工作实施方案	提出了"提高地贫筛查率，重型地贫发生数下降 50%"的目标 2017 年以后建立地贫防控长效机制，力争重型地贫儿零出生	成立领导小组和技术指导小组。加大宣传教育力度 设立地贫专科门诊（兼）和地贫筛查实验室，县级建立地贫筛查管理机构 在全市范围内建立地贫防控电子信息共享系统 对地贫防控队伍进行地贫防控知识培训 在"三道防线"免费产检中增加地贫筛查阳性患者夫妻双方地贫基因检测
	2021 年	梅州重型地贫患者清零计划	通过资助患儿进行造血干细胞移植手术，实现重型地贫患者清零	联合深圳华大基因股份有限公司为患者提供免费的移植配型 通过北京京妍公益基金会、广东省扶贫基金会，为每个患者募集到 10 万至 15 万元治疗费用 建立了绿色通道，若配型成功，患者可直接转诊至南方医科大学南方医院儿科，及早接受后续治疗

附录 3：

我国地中海贫血救助慈善组织 / 项目一览表

组织 / 项目名称	类型	救助领域					
		公众宣传	地贫筛查	输血祛铁	移植手术	其他
北京京妍公益基金会——筑爱地贫行动	公益组织	—	—	—	造血干细胞移植手术救助，最高资助 5 万元；术后排异救助，最高资助 3 万元	捐赠包含紫外线消毒设备的京妍筑爱包；组织地贫权威专家到欠发达地区进行义诊培训；启动"启明星计划"为患儿及姐弟提供助阶段教育及义务教育学金和奖学金。
中国出生缺陷干预救助基金会——多一点爱，地贫救助	公益组织	—	—	—	提供 1000～5000 元资助，资助上限为 5000 元	—
爱佑慈善基金会——爱佑天使项目	公益组织	—	—	—	对儿童血液全病种进行资助，并资助造血干细胞移植	—
深圳市德义爱心促进会——重症地贫儿紧急救助项目	公益组织	—	—	—	重型地贫患儿的输血、移植以及抗排异治疗医疗救助 1000 元～20 万元	地贫患儿探访活动
深圳市猛犸公益基金会——天下无贫基金	公益组织	—	—	—	免费进行 HLA 配型，患者的同胞（亲兄弟姐妹）和父母均可免费进行 HLA 配型	—
广东省乡村振兴基金会——地贫儿童关爱工程项目	公益组织	—	—	—	定点医院：医疗资助 5 万元，术后排异复住院治疗资助 1 万元非定点医院：资助 5000 元～1 万元	—

续表

组织/项目名称	类型	救助领域				
		公众宣传	地贫筛查	输血祛铁	移植手术	其他
深圳市慈善会——2024年度"深圳经济特区建设者重大疾病关爱基金"项目	公益组织	—	—	—	由个人在政策范围内负担部分的合规费用,合计超过1万元,项目按照40%的比例予以资助。项目累计资助最高限额5万元/人	—
福建省红十字会——希望人道公益救助项目	公益组织	—	—	—	医疗资助人均1万元	—
厦门中山医院基金会——血液病·地中海贫血患孩爱心资助项目	公益组织	—	—	—	每年资助10位患病儿童进行骨髓移植治疗	—
云南省慈善总会——"守望工程·关爱困难重症患者"	公益组织	—	—	—	自付费用在3万元以上的,给予一次性1万~3万元的补助	—
重庆市儿童医疗救助基金会——儿童大病项目	公益组织	—	—	—	干细胞移植或器官移植资助金额(含先期资助款)5万元及以下	—
北京天使妈妈慈善基金会——血液宝贝	公益组织	—	—	资助部分困难家庭的地贫患者进行输血排铁以及切脾手术	主要资助重度地贫患者开展造血干细胞移植手术	康复关怀和信息咨询;推动部分医院造血干细胞移植技术的发展;组织地贫权威专家到欠发达地区进行培训;关友倡导;政策倡导;等等

组织 / 项目名称	类型	救助领域					其他
		公众宣传	地贫筛查	输血祛铁	移植手术		
深圳市关爱行动公益基金会——"燃料行动"关爱地贫儿公益项目	公益组织	地贫预防宣导	—	输血排铁医疗资助 200 元 / 次	骨髓移植医疗资助 5 万元		地贫患儿心灵关爱
中国社会工作联合会——江西省重型地中海血公益救助项目	公益组织	—	—	重型地贫低收入者，医保报销后每人每年不超过 2 万元；重型地贫非低收入患者，医保报销后每人每年不超过 1.2 万元	重型地贫低收入患者，援助省内造血干细胞移植自付费用每人不超过 8 万元；重型地贫非低收入患者，援助省内造血干细胞移植自付费用每人不超过 5 万元		—
广西红十字基金会——"关爱生命"地中海贫血救助基金	公益组织	—	—	—	医疗资助最高 3 万元		按规定确需赴区外治疗的，对往返交通、住宿等费用给予适当资助
北京新阳光慈善基金会：福建地贫专项基金——福建省地中海贫血患儿关爱 2022—2025 年项目	公益组织	—	—	—	总计支持 45 人，每年 15 人，1 万～3 万元/人		未获得该项目经济资助支持的地贫患儿及家庭，可获得该项目提供的中长期专业医务社会工作、心理支持、信息支持等服务

续表

组织/项目名称	类型	救助领域				
		公众宣传	地贫筛查	输血祛铁	移植手术	其他
深圳市崇上慈善基金会	公益组织	—	—	—	资助地贫患儿完成干细胞移植手术和完成抗排异治疗	提供每名给患儿1080元一期的营养爱心课堂"项目，为100多位地贫患儿移植术后抗排异阶段休学在家的孩子提供线上课150余节
广州市心连心地贫服务中心	公益组织	开展地贫宣传活动	—	—	—	为地贫家长孩子对接公益诊疗资源，普及规范治疗知识
广东省地中海贫血防治协会	公益组织	宣传地中海防治知识	—	—	开展中重型地贫患者医疗救助	组织研究培训；沟通国内外医师、患者
广州基督教青年会	公益组织	全力普及地贫知识，提倡婚检、孕期保健，降低地贫疾病发生率				
吴阶平医学基金会	公益组织				—	与多所高校共同打造"国家级地中海贫血综合治理平台"，设立了干细胞临床应用研究基金，希望彻底治理地中海贫血问题

组织／项目名称	类型	救助领域				
		公众宣传	地贫筛查	输血祛铁	移植手术	其他
广州达安基因股份有限公司	医学企业	帮助公众了解地中海贫血的病因、发病率、检查和治疗方法等	捐赠检测试剂盒	—	—	运用医疗资源组成"义诊团"，给地贫患者及其家庭提供咨询、诊疗、心理支持等方面支持和帮助
金域医学	医学企业		提供义诊，捐赠1万例地贫筛查服务	—	—	—

附录 4:

不同医院完成地贫移植的患者人数分布 ①

地区	医院名称	完成地贫移植手术的患者人数（人）
广东	南方医科大学南方医院	919
	南方春（儿童）富血液病研究院	589
	广州妇女儿童医疗中心	378
	中山大学孙逸仙纪念医院	283
	南方医科大学珠江医院	10
	中山大学附属第七医院（深圳）	3
	中山大学附属第一医院	2
	深圳市儿童医院	894
广西	广西医科大学第一附属医院	969
	中国人民解放军联勤保障部队第九二三医院（广西南宁）	208
	右江民族医学院附属医院	23
	柳州市妇幼保健院	2
香港	香港儿童医院	153
重庆	重庆医科大学附属儿童医院	131
云南	中国人民解放军联勤保障部队第九二〇医院（云南昆明）	88
	云南省第一人民医院	4
四川	四川大学华西医院	89
海南	海南省人民医院	40
	海南省妇女儿童医学中心	3
湖南	湖南省儿童医院	35
上海	上海交通大学医学院附属瑞金医院	20
贵州	贵州医科大学附属医院	14
	贵州省儿童医院 / 遵义医科大学附属医院	3
湖北	武汉儿童医院	16
江苏	南京市儿童医院	6

---

① 数据来源于中国地贫专委会造血干细胞移植数据统计，截至 2022 年底。

致　谢

　　感谢贵州省卫生健康委员会、湖南省卫生健康委员会、西双版纳傣族自治州卫生健康委员会、惠州市卫生健康委员会、罗甸县人民政府、三都水族自治县人民政府等单位领导、专家为本研究提供的支持。感谢深圳市儿童医院、南方春富（儿童）血液病研究院、海南省人民医院、海口市人民医院、海南省妇女儿童医学中心、中山大学孙逸仙纪念医院、中国人民解放军联勤保障部队第九二三医院、湖南省儿童医院、中南大学湘雅医院、贵阳市妇幼保健院、上海儿童医学中心海南医院、广西医科大学附属第一医院、中国人民解放军联勤保障部队第九二〇医院、中国人民解放军联勤保障部队第九二八医院、温州医科大学附属第一医院、湖南省人民医院、深圳华大基因股份有限公司等单位专家为本研究提供的宝贵意见。感谢惠州市慈航公益协会对本研究的支持。感谢所有受访地贫患者及家庭的积极参与，使本课题研究得以顺利完成。特别感谢所有政府机关、医务工作者、专家学者、社会工作人员、志愿者在推动地中海贫血防控和诊疗过程中的努力，以及社会各界为推动地贫"趋零"综合防治所作的贡献。